Assitan Kolé COULIBALY
Fatogoma Issa KONE
Mohamed Amadou KEITA

Tratamento da paralisia recorrente pós-tiroidectomia

Assitan Kolé COULIBALY
Fatogoma Issa KONE
Mohamed Amadou KEITA

Tratamento da paralisia recorrente pós-tiroidectomia

Paralisia recorrente pós-tiroidectomia

ScienciaScripts

Conteúdo

Trabalhar em conjunto:
Dr. Naouma Cissé
Dr. Ibrahim Dicko
Agradecimentos :
- Professor kadidiatou Sangaré
- Professor Soumaoro Siaka
- Professor Boubacary Guindo
- Dr. Kassim Diarra
- Dr. N'Faly Konaté
- Dr. Kalifa Coulibaly
- A todos os DES do departamento de otorrinolaringologia

INTRODUÇÃO

A paralisia recorrente é a disfunção de um ou ambos os nervos laríngeos inferiores, resultando mais frequentemente na paralisia dos músculos intrínsecos da laringe que são inervados pelos nervos laríngeos inferiores(1).

A paralisia recorrente (PR) pós-tiroidectomia é a complicação mais frequente e mais temida. Ocorre após lesão do nervo recorrente em 26 a 59% dos casos(2). A proximidade anatómica do nervo recorrente com a glândula tiroide aumenta o risco de paralisia recorrente.

Esta complicação foi descrita com taxas elevadas desde os primeiros tempos da cirurgia da tiroide e foi responsável por muitas mortes. A elevada taxa desta complicação no início levou rapidamente a uma alteração da técnica cirúrgica, com a localização intra-operatória dos nervos ou a realização de uma dissecção intra-capsular, com algum sucesso. Desde então, o risco diminuiu, mas persiste e deve ser sempre reportado (3).

Pode ser unilateral, causando disfonia, ou bilateral, resultando em dispneia laríngea na extubação(3) , que pode ser fatal.

A incidência de complicações recorrentes do nervo laríngeo na literatura africana e internacional situa-se atualmente entre 2 e 6%(5). A incidência de paralisia recorrente pós-tireoidectomia foi de 1,5 a 5,3% de acordo com o estudo de Hung-Chun Chen et al, dos quais 15% a 17% foram casos de paralisia permanente das cordas vocais(6).

Durante um período de dez anos, Lamia Dbab encontrou 1000 doentes com patologia da tiroide operados, o que representa uma média de 100 tiroidectomias por ano. Destes doentes, 750 foram submetidos a tiroidectomia total e 250 a hemi-tiroidectomia, representando 1750 nervos recorrentes localizados e dissecados. Neste período foram registados 12 casos (1,2%) de AR unilateral no pós-operatório, não tendo sido observado nenhum caso de AR bilateral (4).

Uma revisão da literatura destaca a raridade de casos de paralisia bilateral, com 0,4% segundo Rosato (7).

Vários dispositivos foram descritos para reduzir a frequência desta complicação, mas parece que a regra essencial é seguir uma técnica cirúrgica cuidadosa, rigorosa e padronizada, incluindo a localização do nervo recorrente (4) .

Representam um problema sério para os especialistas do ouvido, nariz e garganta. No passado, o tratamento dessa condição era baseado na cirurgia transcervical da aritenoide desde 1922, mas atualmente houve muitos avanços com o advento do tratamento endoscópico a laser desde a aritenoidectomia de Ossof (8).

No Mali, as lesões recorrentes representaram 2,8% das complicações em 158 tiroidectomias realizadas durante um período de 5 anos e foram transitórias (9).

O tratamento das lesões recorrentes é um problema no nosso contexto devido às investigações necessárias para iniciar o tratamento adequado. É de salientar o impacto na qualidade de vida sócio-profissional e educacional no caso de uma paralisia bilateral, cuja gestão requer um compromisso entre a fonação e a respiração. Com base em estudos anteriores sobre o tratamento da paralisia recorrente, o objetivo deste estudo foi avaliar a nossa experiência e comparar os resultados com os da literatura.

> OBJECTIVO GERAL

- Descrever os aspectos epidemiológicos, diagnósticos e terapêuticos da paralisia recorrente pós-tiroidectomia.

> OBJECTIVOS ESPECÍFICOS

-    Determinar a frequência da paralisia recorrente pós-tiroidectomia de acordo com as caraterísticas sócio-demográficas.
-    Analisar os diferentes aspectos do diagnóstico.
-    Enumerar os factores de risco para a paralisia recorrente pós-tiroidectomia.
-    Avaliar a nossa experiência na gestão desta complicação.

CAPÍTULO I

GERAL
II. LEMBRETES
1. LEMBRETES ANATÓMICOS
1.1.VISÃO ANATÓMICA DA GLÂNDULA TIRÓIDE(10)

Em termos fisiológicos, a tiroide tem uma forma aproximada de borboleta. Os seus dois lobos laterais estão unidos à frente pelo istmo tiroideu, com um lobo mediano piramidal - ou pirâmide de La Louette - superior e inconstante. Situa-se na posição cervical média, em frente da laringe e da traqueia, com o istmo oposto ao segundo e terceiro anéis traqueais e os pólos superiores rentes à cartilagem tiroide.

Abaixo, o pólo inferior responde - cabeça hiperextendida - ao quinto ou sexto anel traqueal.

A cavidade tiroideia é definida anteriormente pelos músculos sub-hióideos, lateralmente pelos músculos esternocleidomastóideos e em profundidade pelos eixos aerodigestivos, moldando-se a tiroide à laringe e à traqueia anteriormente e ao esófago posteriormente, e pelos eixos vasculares e neurais cervicais posterolateralmente: artéria carótida comum medialmente, veia jugular interna lateralmente, nervo vago no diedro posterior.

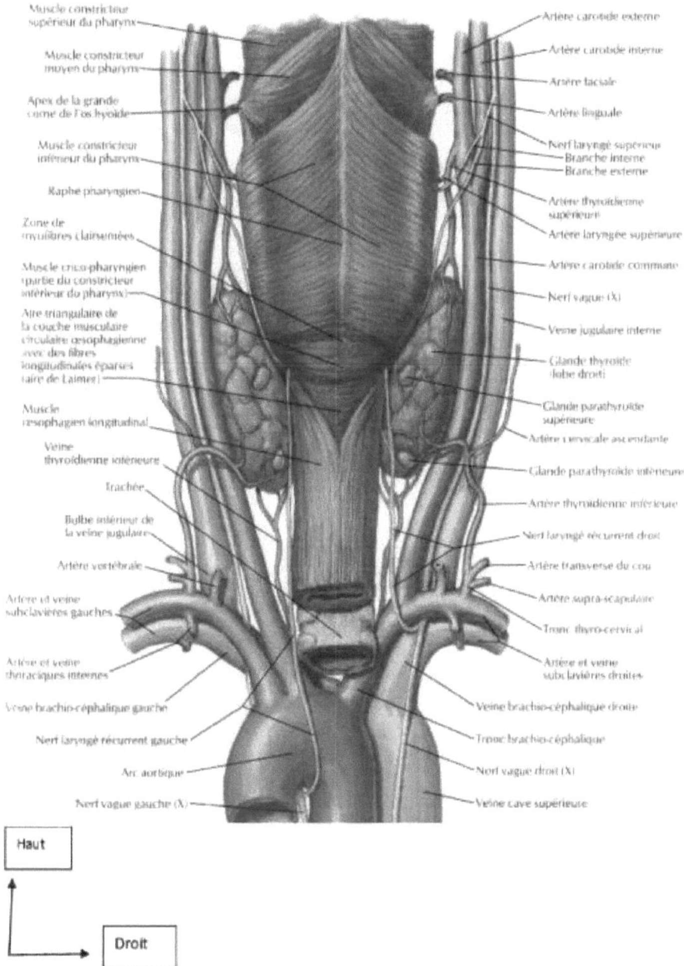

Figura 1: Vista posterior do pescoço mostrando relações importantes (11)

1.2.ANATOMIA DA LARINGE :

1.2.1. CONFIGURAÇÃO EXTERNA DA LARINGE: (11-14)

A laringe é uma via aérea músculo-cartilaginosa situada na parte média e anterior do pescoço, à frente da hipofaringe, abaixo do osso hioide e acima da traqueia (corpo vertebral de C4 até ao bordo inferior de C6). A sua estrutura é essencialmente cartilaginosa, composta por cinco (05) cartilagens principais:

> Cartilagem da tiroide ;

> A cartilagem cricoide ;

> As cartilagens aritenoides (duas em número) ;

> Cartilagem epiglótica.

> **Cartilagem da tiroide :**

A mais volumosa, é a parte protetora da laringe. A cartilagem é constituída por duas lâminas quadrangulares, formando um ângulo diedro aberto na parte posterior e responsável, na parte anterior, pelo relevo da proeminência laríngea ou maçã de ADAM.

> **A cartilagem cricoide :**

É o elemento essencial do quadro: É a base. Situa-se na parte inferior da laringe e tem a forma de um anel de sinete com uma luneta posterior de 2 cm de altura sobre um anel ou arco anterior de cerca de 5 mm de altura.

> **As cartilagens aritenoides :**

A cartilagem aritenoide tem a forma de uma pirâmide, cuja base se articula com a cricoide. Existem duas, situadas por cima do papo da cricoide e por trás da cartilagem tiroide. São descritas como tendo três faces:

> Uma superfície submucosa interna ;

> Uma face posterior, e
- Um lado anterolateral.

As cartilagens aritenóides desempenham um papel fundamental na fisiologia da laringe graças a dois tipos de movimentos: um movimento de deslizamento ou de translação: ao deslizar para a frente, as duas aritenóides afastam-se uma da outra e a glote abre-se; ao deslizar para trás, aproximam-se uma da outra, provocando o fecho da glote; movimentos de rotação anterior em torno de um eixo vertical que passa pelo centro das superfícies articulares.

> **A cartilagem epiglótica :**

Tem a forma de uma raquete de neve ou de uma pétala de flor, com uma superfície laríngea posterior-inferior virada para baixo e para trás e uma superfície lingual ântero-superior côncava virada para cima e para a frente. Entre a base da língua e a superfície anterior (lingual ou faríngea) da epiglote encontra-se a valécula. Estes diferentes elementos da cartilagem laríngea estão unidos por membranas e ligamentos, o mais importante dos quais é o ligamento tireoartenóide ou ligamento das cordas vocais. Os músculos permitem a mobilidade da laringe, nomeadamente durante a deglutição e a respiração.

Do ponto de vista morfológico, a laringe deve ser considerada como um tubo elástico reforçado pela cricoide e pelas aritenóides, ligado à parte mediana do aparelho tiroide-hióideo. É angulosa, estreita ao meio e projecta-se na faringe sob a forma de um cilindro inchado na parte inferior e biselado na parte superior, num plano inclinado para baixo e para trás. É revestido por uma mucosa contínua com a mucosa faríngea e traqueal e por uma membrana fibroelástica que se estende desde o ligamento epiglótico Ary, na parte superior, até ao arco cricoide, na parte inferior.

1.2.2. A CONFIGURAÇÃO INTERNA DA LARINGE (14-16)

A laringe é um tubo com 5 cm de altura e 3,5 cm de largura na parte superior. A mucosa laríngea é de tipo respiratório e continua acima, para além do sulco glosso-epiglótico, com a mucosa basi-lingual: é clivável na face anterior da epiglote. É revestida por uma mucosa contínua com a mucosa faríngea e traqueal. Esta mucosa é revestida por uma membrana fibroelástica que se estende desde o ligamento epiglótico Ary, na parte superior, até ao arco cricoide, na parte inferior.

- **A membrana fibroelástica tem dois espessamentos:**
- O ligamento vestibular ou tireoartenóide superior, que se estende entre o ângulo reentrante da tiroide e a cartilagem aritenoide;
- O ligamento vocal ou ligamento tireoartenóideo inferior, que se estende entre o ângulo reentrante da tiroide e o processo vocal da cartilagem aritenoide.
- **A membrana fibroelástica é dividida em três segmentos por estes ligamentos:**
- Segmento superior, formando a membrana quadrangular acima do ligamento vestibular;
- Segmento médio: o cone elástico ou membrana invagina-se para formar o ventrículo da laringe de Morgagni, que tem um divertículo anterior, o sáculo laríngeo;
- Segmento inferior, abaixo do ligamento vocal.
- **A cavidade laríngea é dividida em três níveis por duas pregas:**
As cordas vocais superiores ou pregas vestibulares, subtendidas pelo músculo tireoaritenóideo lateral e pelo ligamento tireoaritenóideo superior;
As cordas vocais inferiores, sustentadas pelo ligamento e pelo músculo vocal, delimitam a fenda glótica entre elas.
As três fases da laringe são :
- **A fase superior ou vestíbulo laríngeo**, delimitada na parte superior pelo aditus laríngeo e na parte inferior pela fenda vestibular entre as pregas vestibulares;
- **A fase média**, a fase glótica, as cordas vocais e as aritenóides;
- **A fase inferior ou infraglótica**, que é contínua com a traqueia na parte inferior.

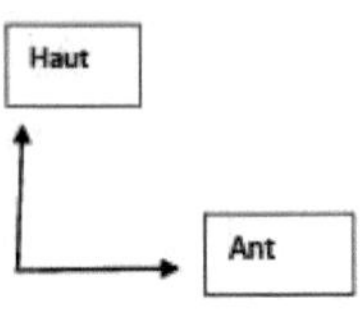

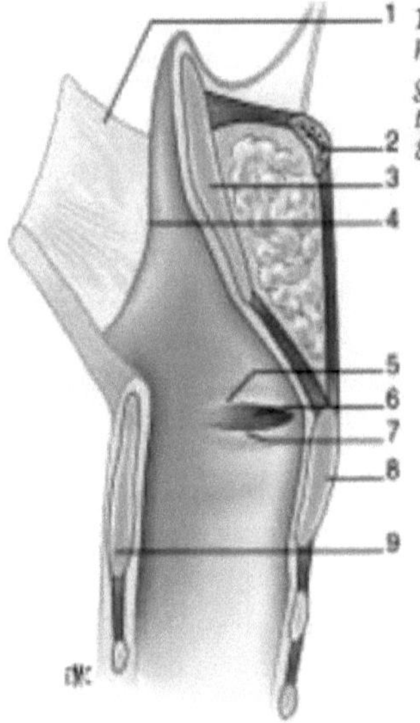

1. Membrana iro-hióidea; 2. osso hioide; **3.** epiglote; 4. prega aritenoepi-glótica; **5.** banda ventricular; 6. ventrículo de Morgagni; **7.** corda vocal; 8. cartilagem tireóidea; 9. cartilagem elicóidea.

Figura 2: Secção sagital da laringe((14)

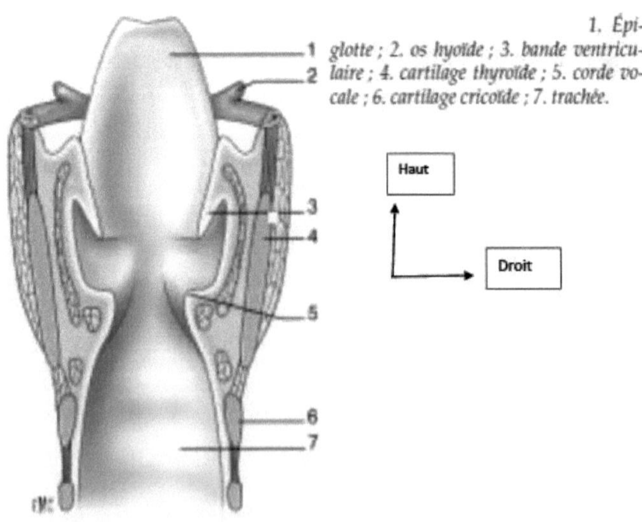

1. *Epi*

1 glote; 2 osso hioide; 3 banda ventricular; 2 4 cartilagem tiroide; 5 corda vocal; 6 cartilagem cricoide; 7 traqueia.

Figura 3: Secção frontal da laringe (14)

1.2.2.1. A corda vocal :

A corda vocal ou prega vocal é constituída por várias camadas histológicas. A estrutura das cordas vocais deve ser considerada como uma sobreposição de várias camadas de viscosidade e elasticidade diferentes (da superfície para a profundidade: o epitélio, a lâmina própria separada em três camadas e o músculo vocal) (17).

> **Epitélio**

As cordas vocais são cobertas por epitélio escamoso estratificado não queratinizado. A sua caraterística distintiva é a ausência de glândulas mucosas no bordo livre. A humidade é fornecida pelo muco segregado pelas zonas adjacentes. A camada epitelial basal está firmemente ancorada à camada submucosa por proteínas de ancoragem na membrana basal. O epitélio, com 0,05-0,1 mm de espessura, encapsula o tecido mais fluido da submucosa como um "balão cheio de água" (18).

> **Lâmina própria (submucosa)**

É a estrutura principal responsável pela vibração do cordão umbilical. É constituída por três camadas: superficial, intermédia e profunda. A lâmina própria superficial é imediatamente submucosa. Corresponde ao espaço de Reinke (15).

As suas propriedades de flexibilidade e de extensibilidade são indispensáveis para assegurar uma propagação harmoniosa da onda vibratória. É constituída por poucas fibras de colagénio, curtas e pouco densas, e por algumas fibras elásticas finas e longitudinais, adaptadas às tensões de alongamento longitudinal (17). Contém numerosos proteoglicanos que lhe conferem as suas propriedades viscosas (17). As camadas intermédia e profunda constituem o ligamento vocal, que suporta a vibração. A camada intermédia é constituída por fibras elásticas mais espessas, orientadas no sentido ântero-posterior; a camada profunda é essencialmente constituída por fibras colagénicas densas (14). A reparação dos tecidos nesta camada é mais incerta do que na camada superficial, uma vez que a arquitetura e a orientação das fibras de colagénio são frequentemente perturbadas. A lesão destas camadas por patologia ou cirurgia extensa conduz, por conseguinte, a uma perturbação significativa da vibração (14). Para evitar confundi-las com formações císticas, os cirurgiões também devem estar cientes da existência de máculas flavae (18). Estas são reforços do ligamento vocal responsáveis pelo espessamento localizado nos níveis anterior e posterior das cordas vocais, onde as tensões mecânicas são maiores. A maior parte da síntese proteica e celular e da renovação do ligamento vocal ocorre no interior destas máculas flavas(18).

> **Músculo vocal**

Trata-se do músculo tireoaritenóideo, um músculo estriado inervado pelo nervo laríngeo inferior. O seu limite com o ligamento vocal é pouco visível devido às numerosas trocas de fibras entre as duas estruturas. As propriedades biomecânicas da corda vocal variam de acordo com o grau de contração do músculo tireoaritenóideo(19).

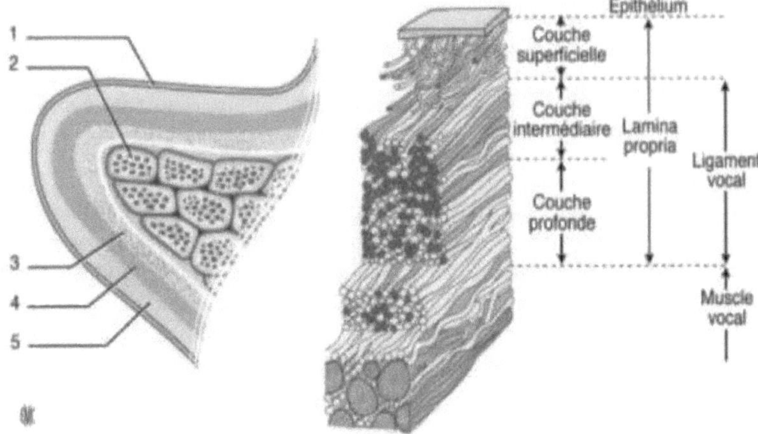

Figura 4: Anatomia estratificada da corda vocal(19)

É tradicional descrever da superfície para a profundidade: o epitélio "1", o espaço de Reinke (camada superficial da lâmina própria) "2", o ligamento vocal (camadas média e profunda da lâmina própria) "3 e 4", o músculo vocal (músculo tireoaritenóideo inferior) "5", segundo Hirano (19).

1.2.2.2.   Inervação
A inervação da corda é mista: sensitiva com o nervo laríngeo superior e motora com os nervos recorrentes(11).

1.3.ANATOMIA DOS NERVOS RECORRENTES
O nervo laríngeo recorrente ou inferior é o nervo motor da laringe. É um ramo colateral do nervo vago ou nervo vago, o décimo par craniano (X). Os nervos recorrentes direito e esquerdo têm uma anatomia diferente (4).

1.3.1. Nervo recorrente direito: (4)

> **Origem:** Destaca-se do X no bordo superior da artéria subclávia direita e descreve um arco pré, sub e retroarterial acima da cúpula pleural.

> **Viagem e relatórios :**
Ao contrário do nervo recorrente esquerdo, o nervo recorrente direito tem um trajeto puramente cervical. Ascende no tecido celular da loja visceral do pescoço, obliquamente anterior e medialmente, em direção à calha crico-tiroideia. Atravessa a superfície posterior da artéria carótida primitiva, situando-se depois medialmente a ela (segmento sub-tiroideu). Atravessa o bordo direito do esófago para atingir o bordo posterior da traqueia. Fora da artéria sub-tiroideia, a artéria tiroideia inferior nasce paralelamente à artéria sub-tiroideia no tecido dos gânglios linfáticos (cadeia recorrente de Gougenheim). A porção

retrotiroideia está em estreito contacto com a superfície póstero-medial do lóbulo da tiroide, que está ligada aos primeiros 2-3 anéis traqueais pelo ligamento de Grüber, no qual está inserida. Em seguida, passa em frente do segmento horizontal ou entre os ramos da artéria tiroideia inferior. A paratiroide inferior encontra-se 1-2 cm fora do cruzamento artéria-nervo. O nervo recorrente direito forma um cruzamento com uma concavidade interna e encaixa-se sob o feixe inferior do constritor inferior, na calha crico-tiroideia. Este ponto de penetração intra-laríngeo situa-se ao nível do corno pequeno da cartilagem tiroide.

> **Terminação:** O nervo recorrente esquerdo termina intra-laríngeo em dois ramos posterior e anterior. O ramo posterior, na superfície externa dos músculos crico-aritenóideos, forma a alça de Gallien, anastomosando-se com o músculo laríngeo superior e dando ramos para o músculo crico-aritenóideo posterior, que é o único dilatador das cordas vocais, e para o músculo intrearitenóideo. O ramo anterior com ramos para os músculos crico-aritenóideo lateral e tireoaritenóideo.

1.3.2. Nervo recorrente esquerdo: (4)

> **Origem:** Ramo torácico do nervo vago esquerdo, do qual se desprende na face anterolateral do arco aórtico.

> **Viagem e relatórios :**
- **Na sua origem:** situa-se entre a face inferior da aorta e a face ântero-superior do ramo principal esquerdo, fora do ligamento arterial.
- **Na porção torácica,** o nervo percorre para cima ao longo da parede anterior do esófago, que se estende por trás do bordo posterior da traqueia, que é desviada lateralmente para a direita. A artéria carótida primitiva esquerda situa-se num plano anterior.
- **Na sua porção cervical:** o nervo permanece pré-esofágico e laterotraqueal na base do pescoço, rodeado por tecido celulo-ganglionar. É atravessado lateralmente pelo arco do ducto torácico. O recorrente permanece posterior ao feixe vascular do pescoço formado pela artéria carótida primitiva coberta pelo tronco venoso braquiocefálico.
- **No seu segmento subtiroideu:** o nervo permanece atrás e medialmente à artéria tiroideia inferior no interior de um tecido celular que contém a cadeia ganglionar recorrente de Gougenheim.
- **O nervo é então retrotiroideu:** permanecendo atrás da artéria tiroideia inferior, é posterior ao ligamento de Grüber que fixa o lobo tiroideu ao 2º e 3º anéis traqueais. A paratiroide inferior situa-se atrás da recorrente.
- **Acima do ligamento de Grüber:** o recorrente forma um cruzamento na base.
Entra por baixo do constritor inferior da faringe para atingir a calha crico-tiroideia. Este ponto de penetração é marcado pelo pequeno corno da cartilagem tiroide. Esta é a zona mais difícil de dissecar.
> **Terminação:** O nervo recorrente esquerdo termina intra-laríngeo em dois ramos: posterior e anterior. O ramo posterior, na superfície externa dos

músculos cricoaritenóideos, forma a alça de Gallien, anastomosando-se com o músculo laríngeo superior e dando ramos para o músculo cricoaritenóideo posterior, que é o único dilatador das cordas vocais, e para o músculo interaritenóideo. O ramo anterior com ramos para os músculos cricoaritenóideo lateral e tireoaritenóideo.

1.3.3. RAMOS COLATERAIS :

Cada nervo laríngeo dá :

- Armações traqueais ,
- Ataques cardíacos
- Armações faríngeas
- E ramos do esófago

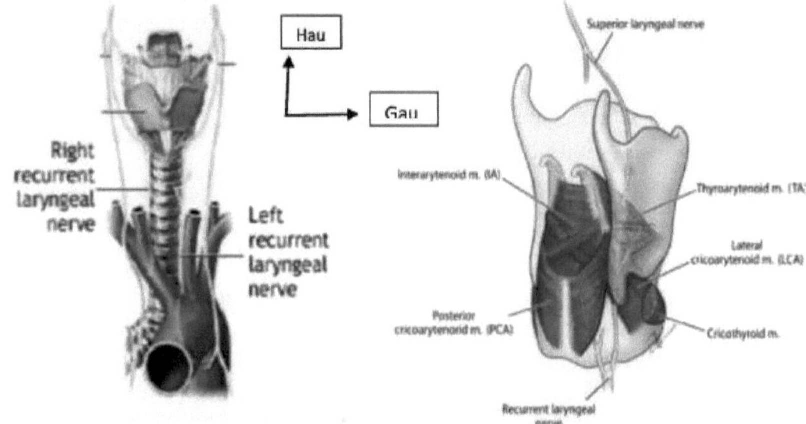

Figura 5: Origem e terminação do nervo recorrente(17)

1.3.4. VARIAÇÕES ANATÓMICAS :

1.3.4.1.   NERVO LARÍNGEO EXTERNO :

O trajeto do nervo laríngeo externo é muito variável. Cernea e Friedman elaboraram classificações do risco de lesão em função do trajeto do nervo, o que permite distinguir as situações de alto risco (10).

A classificação de Cernea (a-c no diagrama) classifica o trajeto do nervo de acordo com a sua relação com a artéria tiroideia superior e o pólo superior do corpo da tiroide. Foi publicada especificamente para classificar o risco de lesão do nervo laríngeo externo durante a cirurgia da tiroide. Os tipos IIA (cruzamento da artéria a menos de 1 cm acima do pólo superior) e IIB (cruzamento da artéria abaixo do nível do pólo superior) são considerados como os de maior risco de lesão do nervo laríngeo externo, apesar de representarem mais de 3 quartos dos achados anatómicos intra-operatórios (10).

A classificação de Friedman (d-f) baseia-se na relação entre o nervo laríngeo externo e o músculo constritor inferior da faringe. No tipo 1, o nervo é superficial até à penetração laríngea; no tipo 2, penetra no músculo na sua extremidade inferior; no tipo 3, penetra na sua extremidade superior. Os de tipo 1 são obviamente os de maior risco durante a cirurgia da tiroide (10).

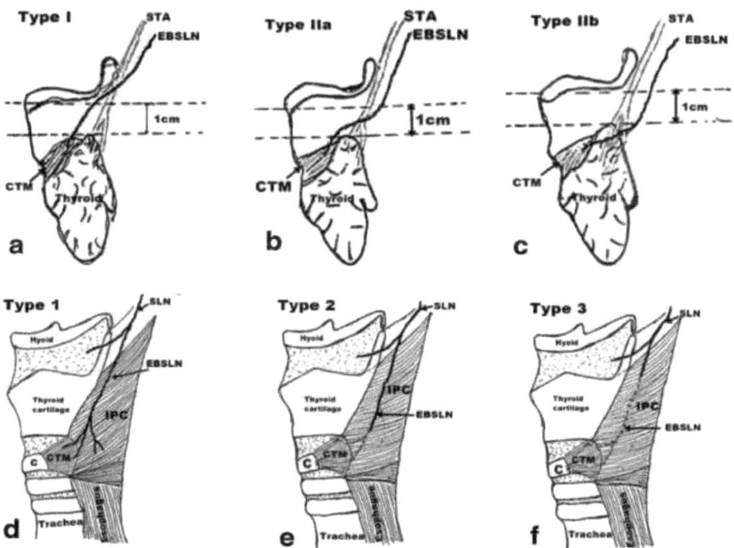

Figura 6: Tipos de variantes anatómicas do nervo laríngeo externo (10)

1.3.4.2.　NERVO RECORRENTE :

O nervo recorrente caracteriza-se por grandes variações anatómicas, sobretudo do lado direito, e existe um risco de lesão em 20% dos casos (20).

> RELAÇÃO ENTRE O NERVO E O ATI :

Quanto aos nervos recorrentes, estes também variam muito no seu trajeto, sendo apenas a sua origem e terminação fixas (10).

O trajeto do nervo recorrente é frequentemente descrito em termos da sua relação com a artéria tiroideia inferior e os seus ramos. Todos os modos de cruzamento são possíveis, como mostra o diagrama abaixo baseado em Echeverria Monares "f" (10).

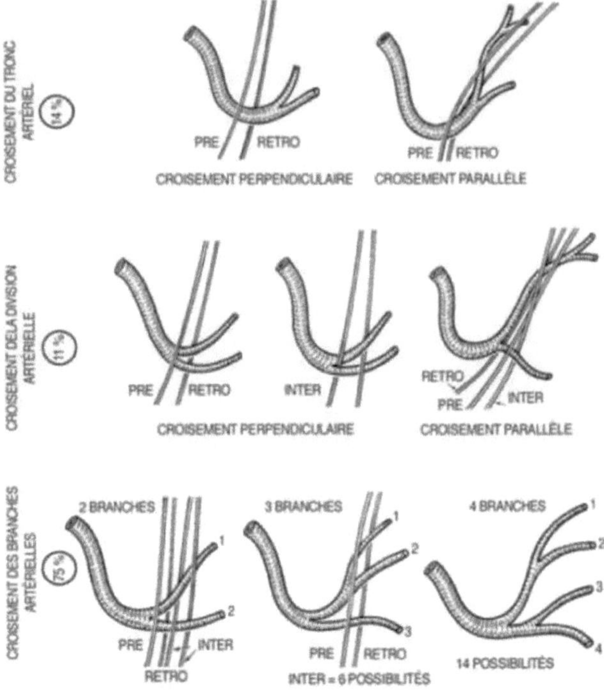

Figura 7: Relação do nervo recorrente com a artéria tiroideia inferior (10)

> NERVO RECORRENTE NÃO-RECORRENTE: (20)

É de notar que um nervo recorrente não recorrente pode ser anormal, mas sem repercussões funcionais, com um nervo que nasce numa posição superior, não forma uma ansa subclávia e tem um trajeto vertical descendente para se juntar à laringe. Como esta anomalia está frequentemente associada a anomalias no desenvolvimento dos arcos branquiais, o facto de não se encontrar o nervo recorrente na sua posição habitual obriga a procurar defeitos vasculares associados (17).

É fácil perceber que esta enorme variabilidade implica a identificação do nervo e o seu controlo rigoroso.

É de notar que a descoberta do trajeto do nervo é sempre intra-operatória e não pré-operatória, pelo que qualquer dissecção deve ser cautelosa até que os nervos tenham sido identificados e protegidos sob controlo visual (17).

> BIFURCAÇÃO DO NERVO RECORRENTE :

A maioria dos manuais descreve o nervo laríngeo inferior como um nervo isolado que passa através da calha traqueo-esofágica e entra na laringe ao nível da membrana crico-tiroideia. No entanto, estudos demonstraram que o nervo recorrente é frequentemente dividido no seu ponto de passagem, dando origem a ramos com destinos diferentes: esofágico, faríngeo ou traqueal-laríngeo (21).

2. CONTEXTO FISIOLÓGICO
2.1.FISIOLOGIA DOS NERVOS RECORRENTES
O nervo recorrente inerva todos os músculos da laringe, com exceção do músculo cricotiroideu: os constritores glóticos (tireoaritenóideo, cricoaritenóideo lateral, interaritenóideo) e o cricoaritenóideo posterior (dilatador glótico). É, portanto, o nervo motor da corda vocal. Desempenha assim um papel na respiração, na fonação e na deglutição (4) .

2.1.1. PAPEL DO NREF RECORRENTE NA RESPIRAÇÃO
Inspiração: a laringe e a traqueia baixam e as cordas vocais estendem-se por contração das cricoaritenóides posteriores (4).

Na expiração, ocorre o contrário: a laringe eleva-se e as cordas vocais unem-se (4).

2.1.2. PAPEL DO NERVO RECORRENTE NA FONAÇÃO
O nervo recorrente é o nervo motor da corda vocal. Inerva os músculos constritores da glote e o único músculo dilatador da glote: o cricoaritenóideo posterior. Durante a emissão vocal, que ocorre durante a fase de expiração, as cordas vocais começam por se unir numa posição fechada, graças às cartilagens aritenóides. A pressão da coluna de ar expiratória (pressão subglótica) depara-se com um obstáculo (fecho das cordas). Aumenta e obriga os bordos livres das cordas a abrirem-se ligeiramente, permitindo a passagem de uma pequena quantidade de ar, ou sopro. Logo que este sopro de ar é libertado, os bordos livres voltam a aproximar-se. O fenómeno repete-se periodicamente à medida que a pressão subglótica aumenta novamente, as cordas fecham-se, criando uma nova vibração. É assim que a AR unilateral leva à disfonia devido à ausência de confronto entre as duas cordas vocais, enquanto a AR bilateral leva à AR aduzida, que inclui a síndrome de Gerhardt ou a síndrome de Riegel, ou à AR aduzida ou síndrome de Ziemsen, que pode ser fatal se não for tratada com urgência (4).

2.1.3. PAPEL DO NERVO RECORRENTE NA DEGLUTIÇÃO
A epiglote fecha o orifício superior quando a laringe se eleva e pressiona contra a base da língua, empurrando a epiglote para trás. As cordas vocais unem-se para fechar a glote, impedindo a entrada de alimentos na traqueia, enquanto os líquidos descem para os canais faringolaríngeos (4).

3.LEMBRETE DA TÉCNICA DE TIROIDECTOMIA :
A cirurgia da tiroide está agora bastante normalizada, com diferentes fases bem descritas (10).
- Cirurgia efectuada sob anestesia geral com intubação orotraqueal (10,22).
- Posição supina, pescoço hiperextendido (10,22).

3.1.Incisão e descolamento da pele: (22)
A incisão deve ter uma forma simétrica de Kocher, pois nada é mais desagradável do que uma cicatriz oblíqua ou escalonada.

A incisão deve ser adaptada a cada caso individual A pequena abordagem, em princípio, não é a marca de um grande cirurgião. O comprimento e a posição da incisão dependem da morfologia do pescoço, da altura dos pólos superiores e da existência de um bócio mergulhante.

A linha da incisão arqueada, com uma concavidade superior, é traçada com um lápis dermográfico ou com a ajuda de um fio de seda pressionado com força numa prega de flexão natural do pescoço, um ou dois dedos acima da bifurcação esternal. De um modo geral, quanto mais baixa for a incisão, melhor será o resultado estético. Duas ou três escarificações perpendiculares à incisão permitirão que os bordos sejam coaptados com precisão durante o encerramento. O acesso aos gânglios linfáticos cervicais deve ser efectuado, se necessário, alargando a incisão lateralmente.

A pele, o tecido celular subcutâneo e a camada cutânea são incisados numa extensão de 5 a 10 cm.

O retalho superior é libertado na superfície das veias jugulares anteriores e elevado para além do bordo superior da cartilagem tiroide. A dissecção de certas pirâmides de estrabismo requer o acesso à membrana tiroide-hioide.

Se os músculos sub-hióideos forem expostos durante a elevação do retalho, as aderências pós-operatórias podem causar fissuras cutâneas durante a deglutição. Se a incisão cervical for baixa, raramente é necessário o descolamento do retalho inferior até ao bordo superior do esterno. Lateralmente, o bordo anterior do esternocleidomastóideo é libertado através da incisão da aponeurose cervical superficial com o bisturi manual ou com a ponta entreaberta da tesoura, até ao pólo superior do corpo da tiroide. É uma boa prática cirúrgica revestir o campo operatório com dois pequenos panos presos com agrafos.

Isto minimiza o risco de contaminação e completa a hemostase das fatias de secção.

A exposição pode ser mantida quer por um retractor automático colocado nos pólos superior e inferior, quer pela fixação da aba superior ao campo operatório superior, tendo o cuidado de não marcar a pele do queixo. Esta pode ser protegida com uma compressa.

3.2.Exposição da cavidade da tiroide:(22)

Uma boa exposição da cavidade da tiroide é a melhor garantia de uma cirurgia da tiroide de qualidade. Não é necessário seccionar sistematicamente os músculos sub-hióideos. A reclinação lateral destes músculos com retractores de Farabeuf permite expor e libertar a maior parte dos bócios.

A secção dos músculos sub-hióideos só é necessária em alguns casos especiais:

- Pólo superior ou nódulo muito elevado e encravado sob a inserção do esternotiroideu;
- Grande bócio hipersecretor que requer uma manipulação mínima do tecido da tiroide;
- Cancro da tiroide que invade o músculo sobrejacente ;
- Incidente ou dificuldade operacional que exija uma ação rápida;
- Bócio antigo com numerosas crises inflamatórias que provocam aderências entre a glândula e os músculos de cobertura.

A linha de confluência das fáscias cervicais superficial e média é incisada com um bisturi desde o ângulo superior da cartilagem tiroide até à bifurcação esternal.

O cirurgião e o assistente levantam a linha do pilar de cada lado com uma pinça de dissecação, de modo a controlar a abertura sem qualquer risco de danificar os tecidos subjacentes.

Esta linha, que se diz branca por ser avascular, é de facto atravessada pelas veias anastomóticas das duas veias jugulares anteriores, que devem ser previamente ligadas. A reclinação lateral dos músculos esternocleidohióideos revela as fibras musculares dos músculos esterno-tiroideos, distribuídas sobre a superfície superficial do corpo da tiroide. A superfície profunda destes músculos é separada da glândula subjacente com um dedo ou uma tesoura e depois carregada com o lado longo do retractor de Farabeuf. Classicamente, o espaço entre o esterno-tiroideu e o corpo da tiroide que pode ser descolado é avascular, ocupado por finos traços fibrosos dispostos como uma teia de aranha, que se tornam tensos à medida que o descolamento progride e são facilmente rasgados. No entanto, não é raro ver vasos finos que se estendem entre a glândula tiroide e a superfície profunda dos músculos esternotiroideos. É fundamental identificar e coagular estes vasos para evitar um hematoma pós-operatório inesperado. Este descolamento deve ser efectuado até ao bordo exterior da glândula. Nos casos de patologia invasiva da tiroide, a superfície profunda dos músculos sub-hioideos pode aderir aos lóbulos da tiroide. Nestes casos, os músculos sub-hioides da glândula tiroide não são dissecados. São seccionados acima e abaixo das áreas de adesão e ressecados numa só peça com a glândula tiroide. Este procedimento pode encontrar um obstáculo importante, embora inconstante: a veia média da tiroide, que drena diretamente para a veia jugular interna.

Uma ligadura cuidadosa liberta o bordo exterior da glândula até ao eixo traqueo-esofágico. Nos casos acima referidos em que é necessário seccionar os músculos sub-hióideos, devem ser observados os seguintes aspectos técnicos:

- A secção do músculo deve ser escalonada em relação à incisão da pele e só é efectuada depois de a superfície profunda dos músculos ter sido desobstruída, a fim de evitar lesões nos vasos subcapsulares da tiroide, frequentemente dilatados, ou mesmo numa veia jugular interna próxima.
- Esta secção envolve a aponeurose cervical superficial, a veia jugular anterior, os músculos esternocleidohióideo, omohióideo e esterno-tiroideu (cujas fibras estão frequentemente dilatadas pela expansão do bócio); as veias jugulares anteriores são previamente ligadas por pontos transfixantes;
- Esta incisão deve ser efectuada no alto, em frente à cricoide, de modo a evitar o ramo descendente do XII, que toca estes músculos na sua metade inferior;
- Após a hemostase, as fatias de secção são marcadas com uma pinça, uma vez que tendem a encolher.

3.3.Da próxima vez:(22)

Dependem do tipo de tiroidectomia efectuada. Em todos os casos, é preferível localizar perfeitamente a linha média acima e abaixo do istmo da tiroide. Isto é particularmente importante quando um grande bócio distorce e desloca o eixo laringotraqueal. Esta é também uma oportunidade para dissecar e examinar os espaços pré-laríngeos e pré-traqueais e para enviar qualquer adenopatia suspeita para exame anatomopatológico extemporâneo.

3.4.Encerramento:(22)

A irrigação do leito operatório com soro fisiológico morno permite visualizar os locais de hemorragia e facilita a hemostase electiva. O anestesista pode então ser solicitado a efetuar algumas ventilações com pressão positiva, a fim de detetar hemorragias venosas ocultas. A lavagem final do local da tiroidectomia é efectuada com um anti-sético não iodado. A drenagem não é especificamente necessária durante a cirurgia da tiroide, exceto nos casos em que os músculos sub-hioides tenham sido seccionados e em que tenha sido ressecado um grande bócio. Em seguida, são introduzidos um ou dois drenos de sucção do tipo Jost-Redon, com saída na região mediana pré-esternal ou ao longo da cicatriz, tendo o cuidado de não transfixar a veia jugular externa. Estes drenos são mantidos durante 2 a 3 dias para ajudar a evacuar os hematomas e permitir a aplicação dos diferentes planos.

A reparação das zonas musculares e fasciais deve ser efectuada com cuidado.

Uma vez eliminada a hiperextensão cervical, a cicatriz é fechada com suturas:
- A partir da pele, num ou dois planos, com pontos separados, até aos agrafos;
- Ou overlock intradérmico;
- Ou através de pontos subcutâneos absorvíveis separados seguidos de Steri-Strips na pele colocados perpendicularmente à cicatriz.

3.5.Diferentes tipos de tiroidectomia: (22)

Os passos operatórios descritos acima são comuns a todos os tipos de cirurgia da tiroide e, uma vez exposta a superfície anterior do istmo e dos lóbulos, o cirurgião tem à sua disposição todas as variedades de tiroidectomia.
- Lobo-isthmectomias e tiroidectomias totais, porque incluem os procedimentos essenciais para qualquer tiroidectomia.
- Tiroidectomia para bócio mergulhante.
- Lobo-isthmectomias e tiroidectomias totais

Estes dois procedimentos são realizados simultaneamente, sendo a tiroidectomia total diferente da lobo-ishmectomia apenas por ser realizada bilateralmente. O princípio consiste em remover a totalidade de um ou ambos os lobos da tiroide com ligadura extra capsular.

3.6.Tiroidectomia para bócio mergulhante: (3)

O nervo recorrente pode ser difícil de localizar no caso de um bócio grande com extensão endotorácica. A dissecção cega do bócio com o dedo sem localizar o nervo recorrente aumenta significativamente o risco de traumatismo do nervo. Neste caso, os autores recomendam localizar os últimos centímetros extra-laríngeos do nervo recorrente e efetuar uma dissecção retrógrada para extrair o bócio. Se o nervo recorrente for transeccionado, deve ser efectuada uma sutura do nervo. É provável que ocorra uma sincinesia sem que a tonotopia seja respeitada. No entanto, o tónus motor persistente pode ajudar a manter o tónus das cordas vocais, evitando assim a atrofia e o posicionamento da aritenoide. Estes elementos podem ajudar a manter uma melhor função glótica. Se o nervo recorrente for pinçado ou ligado, é fundamental libertá-lo desses traumas. A sutura do nervo não é indicada neste caso. A dissecção deve ser iniciada no pólo superior da glândula no lado de imersão. Após a ligadura do pedículo superior e a identificação do nervo laríngeo externo, o lóbulo é mobilizado para a frente e para baixo.

3.7.Localização e dissecação do nervo recorrente:

Durante a cirurgia, a visualização direta do nervo laríngeo inferior é considerada o gold standard pela maioria dos cirurgiões (23). Nas diretrizes americanas, são recomendados três métodos de visualização do nervo laríngeo inferior: a abordagem lateral, inferior ou superior(9,24). A abordagem lateral é a mais utilizada nas tireoidectomias simples; o lobo tireoidiano é retraído medialmente, a veia tireoidiana média é individualizada e o nervo recorrente é identificado no pólo médio. A abordagem inferior é recomendada para a cirurgia de revisão ou de bócio. O nervo está localizado no sulco traqueo-esofágico, onde atravessa a ATI. Com a abordagem superior, o nervo recorrente é identificado no ponto em que passa por baixo do músculo constritor inferior da faringe, perto da junção cricotiroideia(24). Para ajudar o cirurgião a identificar o nervo, a neuroestimulação intra-operatória do nervo laríngeo inferior foi proposta como suscetível de reduzir o risco de paralisia recorrente.

(25) . A utilização do estimulador retrógrado na zona de perda de sinal permite identificar a localização da lesão e avaliar o seu mecanismo (esmagamento, coagulação, secção do nervo). Isto permite avaliar o prognóstico de recuperação (26). O neuroestimulador é particularmente útil em cirurgias difíceis ou repetidas (27). Quando se prevê a dissecção bilateral dos nervos recorrentes, ajuda a limitar o risco de paralisia bilateral e de diplegia laríngea. Se houver suspeita de paralisia, recomenda-se que a cirurgia não seja continuada no lado contralateral (28).

O envolvimento do nervo laríngeo inferior aumenta o risco de lesão contralateral de 9 para 17% (29).

No entanto, esta técnica não permite que o cirurgião seja avisado em caso de secção acidental do nervo laríngeo inferior (23).

4. DIAGNÓSTICO E TRATAMENTO

4.1 DIAGNÓSTICO POSITIVO :

O diagnóstico de paresia, paralisia e/ou perturbação da sensibilidade uni ou bilateral é simplesmente o da manifestação de uma patologia que deve ser reconhecida.

Em caso de início súbito, pode ser encontrada uma história de cirurgia (torácica, tiroideia, cervical) ou de gripe nos dias ou semanas anteriores ao início da disfonia (30).

A AR é a complicação mais temida da cirurgia da tiroide. Bilateral, pode ser fatal se não for tratada com urgência. Unilateral, pode levar a disfonia com risco de incapacidade sócio-profissional (3).

4.1.1 CLÍNICA

- **QUESTIONAMENTO**

A identidade do paciente: idade; sexo; profissão; local de residência;

- Modo de aparecimento do primeiro sintoma (disfonia): súbito ou progressivo

- Modo de evolução (intermitente ou permanente)

- Duração: aguda (<15 dias), subaguda (entre 15 dias e 03 meses), crónica (>03 meses)

- Os antecedentes médicos, cirúrgicos e familiares do doente (procurar antecedentes de tiroidectomia).
Os principais sinais funcionais são :

- Disfonia: a voz é fatigável, bitonal e rouca. Por vezes, o doente só é observado na fase de dispneia laríngea.
-Dispneia: é inspiratória e está codificada, segundo a classificação de Chevalier Jackson e Pineau, em quatro fases de gravidade crescente e é composta por 05 parâmetros: tiragem, coloração, estado de consciência, pulso e tensão arterial.

- Tosse seca

- Perturbações da deglutição

- Hipersialorreia

- Odinofagia

- Febre

- **Exame físico**
O exame clínico do pescoço é sistemático. Procura-se uma cicatriz antiga de tiroidectomia, traqueotomia ou cervicotomia lateral. A palpação é utilizada para detetar uma massa compressiva, um tumor da tiroide ou uma adenopatia cervical (30).
O exame da laringe é essencial para o diagnóstico da AR, sendo efectuada a LI ou a nasofibroscopia.

- **Laringoscopia indireta (LI):**(31) que permite, na maioria das vezes, uma orientação diagnóstica. A técnica consiste em o paciente sentar-se de frente para o examinador, que o manda abrir a boca e colocar a língua para fora com o auxílio de uma compressa, e colocar o espelho, previamente aquecido, contra a parede posterior da orofaringe, empurrando a úvula para trás. O espelho laríngeo é iluminado pela lanterna de cabeça de Clar. A orientação do espelho permite visualizar as diferentes partes da faringolaringe e pede-se ao doente que diga "i" ou "é", a epiglote eleva-se e as estruturas da laringe são melhor apreciadas. Quando o reflexo nauseoso é grave, é administrado um anestésico local por pulverização de um anestésico líquido (xilocaína com nafazolina a 5%).

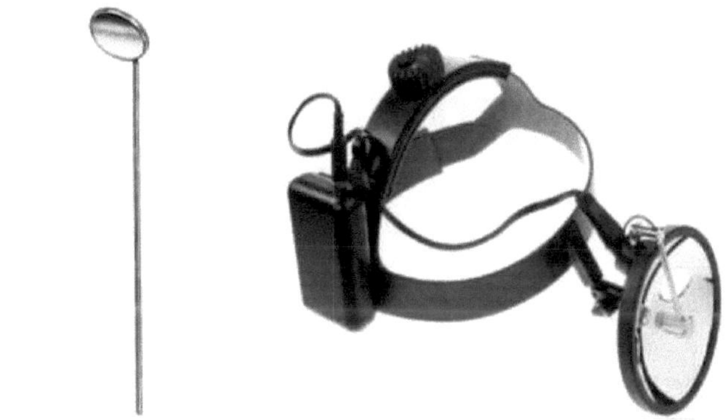

Figura 8: Espelho laríngeo e fonte de luz com espelho Clar(34)

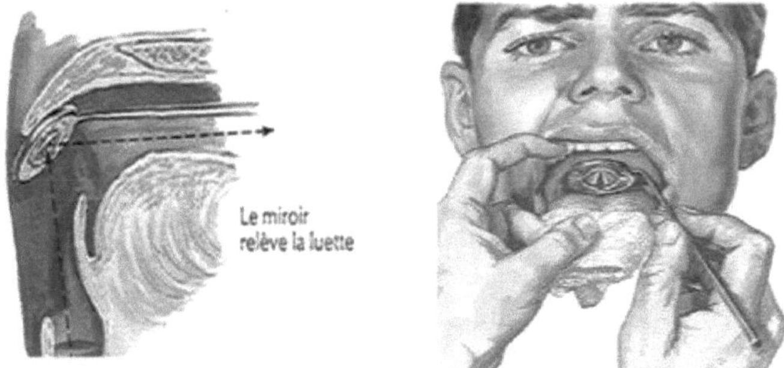

Figura 9: imagem da LI(34)

- **Nasofibroscopia:**(32)

O doente senta-se com o tronco ereto, ligeiramente inclinado para a frente, com o queixo projetado ligeiramente para cima e para a frente, de modo a desobstruir o espaço retro-basilo-lingual. A *"posição de cheirar"* é o equivalente à posição de Boyce-Jackson para a laringoscopia direta em suspensão: flexão do pescoço sobre o tronco e extensão da cabeça em relação à coluna cervical. A anestesia local das fossas nasais não é sistemática. A aplicação prévia da ponta do fibroscópio no interior da bochecha limita a condensação por depósito de saliva. O fibroscópio é introduzido muito suavemente pela narina; pede-se ao doente que ventile puramente pelo nariz e que relaxe. O fibroscópio é introduzido gradualmente na cavidade nasal e depois no cavum sob controlo visual, de modo a ser o menos traumático possível. Regra geral, o fibroscópio deve deslizar sobre o pavimento da cavidade nasal, onde a passagem nasal é mais larga.

Graças à ventilação nasal, o palato mole não é contraído. Pede-se ao doente que emita determinados fonemas e que engula. Os fonemas não nasais, como as vogais, são utilizados para estudar a contração velar. O resultado é a oclusão completa da nasofaringe, com o palato mole pressionando a parede posterior da nasofaringe e o palato mole elevando-se. A progressão do nasofibroscópio permite a observação da morfologia global da faringe e da laringe em repouso. A mobilidade da laringe é estudada durante a fonação, durante pequenos

movimentos expiratórios, durante os esforços de tosse (fecho glótico) e durante a inalação (abertura máxima da glote), comparando os dois lados.
A mobilidade da corda vocal e da aritenoide deve ser estudada separadamente.

NASOFIBROSCÓPIO

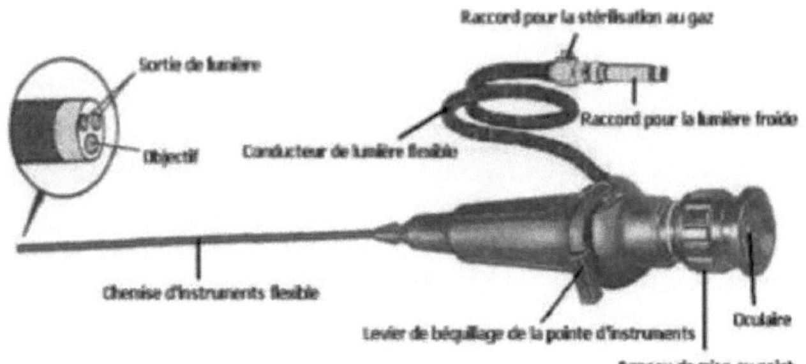

Figura 10: Imagem do nasofibroscópio de tipo OLYMPUS(20)

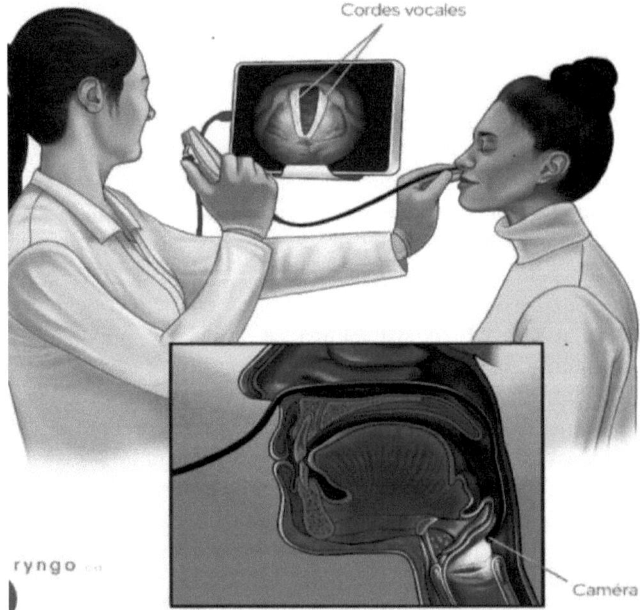

Figura 11: imagem de uma nasofibroscopia (36)

> **Resultados esperados da LI e da nasofibroscopia:**(30)
Em caso de imobilidade, a aritenoide deve ser verificada quanto à inclinação

anterior e medial, à atrofia do cordão e à sua curvatura.

A posição da corda vocal imóvel deve ser especificada: aduzida (medial, posição fonatória), paramediana, intermédia (em repouso) ou abduzida.

No caso de envolvimento bilateral, a imobilidade pode ser numa posição paramediana com a capacidade de adução. Esta situação é conhecida como paralisia do dilatador glótico ou síndroma de Gerhardt. A paralisia também pode ser na posição de adução ou síndrome de Riegel ou, muito mais raramente, na posição de abdução ou síndrome de Ziemssen.

Para além do comprometimento da mobilidade de uma ou ambas as cordas vocais, a extensão da disfagia associada pode ser avaliada através da observação da estase salivar nos seios piriformes e de qualquer extravasamento para a laringe. O reflexo da tosse e a sensibilidade laríngea podem ser avaliados tocando na margem laríngea com a ponta do fibroscópio. Se o fibroscópio passar até ao plano glótico ou para além dele sem qualquer reação, existe um risco de lesão sensorial.

> **Os diferentes tipos de RP:** (4,10,22,30)

- **PR Unilateral**

Disfonia A disfonia é o principal sintoma, variando entre a rouquidão e uma voz quebrada. Pode haver uma alteração do timbre com uma voz bitonal. Os sons agudos são difíceis de produzir. No entanto, a disfonia pode estar completamente ausente e a paralisia só será descoberta durante a laringoscopia. Os problemas de deglutição estão normalmente ausentes, mas a sua presença implica uma lesão do nervo laríngeo superior.

A nasofibroscopia demonstra AR: A corda vocal paralisada é geralmente completamente imóvel durante a respiração e quando se tenta falar. Normalmente ocupa uma posição mediana ou paramediana, ou uma posição intermédia. A abdução lateral completa é excecional. Ocasionalmente, podem ser observados pequenos movimentos da ponta da aritenoide, que podem estar relacionados com a contração do músculo interaritenóideo ou com a mobilização da aritenoide oposta por impacto. Com o tempo, o aspeto laringoscópico altera-se. A aritenoide do lado paralisado inclina-se para a frente e a corda vocal torna-se mais fina e mais curta. Esta baixa-se e o seu bordo torna-se côncavo. Estes fenómenos estão ligados a uma atrofia neurogénica. A corda vocal sã estende-se por vezes para além da linha mediana para compensar a perda de ar. Confronta-se com a corda paralisada quando esta se encontra na posição paramediana. Quando a paralisia se encontra em posição paramediana, a fuga de ar é mínima e a perturbação da voz será rapidamente compensada pela corda vocal contralateral. Por outro lado, se a corda vocal estiver paralisada na posição abduzida, os problemas serão mais graves e persistirão por mais tempo, devido à cavidade da fenda glótica.

- **Relações públicas bilaterais :**

Quando ocorre, é dramática, pois afecta não só o prognóstico funcional, mas também o prognóstico vital. A paralisia recorrente bilateral é acompanhada de perturbações mais acentuadas, dependendo também da posição das cordas vocais.

- Paralisia no fecho ou na adução

A dispneia é a caraterística principal. Trata-se de uma bradipneia inspiratória com tiragem supraesternal e supra-clavicular, tónus e turgência das veias jugulares, frequentemente intensa e angustiante. Se a situação se mantiver, pode levar a asfixia, com cianose e problemas psicológicos. O doente deve então ser rapidamente traqueostomizado. Dois elementos: o facto de o doente ainda poder ou não falar e a laringoscopia indireta, permitem distinguir dois quadros clínicos esquemáticos.

• Paralisia dos dilatadores da glote ou síndroma de Gerhardt:

A preservação da voz, que é quase normal, contrasta com a bradipneia inspiratória, que exige a realização de numerosas respirações para fonação. A laringoscopia indireta deve ser realizada com precaução em doentes com risco de espasmo da laringe. Mostra cordas vocais normais numa posição paramediana. A respiração é efectuada através de uma fenda glótica de 2 a 3 mm. As cordas vocais não se afastam durante a inspiração profunda. Dão mesmo a impressão de se juntarem paradoxalmente, provavelmente como resultado de uma inspiração passiva. Por outro lado, chocam-se perfeitamente durante a fonação. O traço caraterístico desta síndrome é a sua evolução paroxística. No contexto de uma dispneia permanente, podem ocorrer ataques de asfixia, o que dá origem a receios de uma situação de risco de vida.

• Paralisia global ou síndrome de Riegel :

A bradipneia inspiratória está associada a disfonia. O órgão laríngeo está completamente paralisado nos seus movimentos de adução e abdução. Trata-se de uma paralisia motora completa. Esta situação é confirmada pela laringoscopia indireta, que é sempre perigosa devido ao risco de espasmo da laringe. As cordas vocais são observadas em posição paramediana ou mesmo mediana, completamente imóveis tanto durante a respiração como durante a fonação. É fácil imaginar que o mais pequeno esforço físico pode levar a uma descompensação respiratória. A evolução é geralmente desfavorável.

• Paralisia de abertura ou de abdução ou síndrome de Ziemssen :

A afonia é quase total. Os problemas respiratórios, que não são asfixiantes mas que se devem a um fluxo significativo de ar durante a respiração, indicam uma falta de controlo e de regulação do fluxo e do refluxo respiratório. Impedem um exercício físico significativo ou prolongado. A laringoscopia indireta confirma que a glote está permanentemente aberta devido à abdução das cordas vocais. A fenda glótica não é modificada pelos movimentos respiratórios ou pela fonação. A fenda glótica e a ineficácia do refluxo tussigénico explicam o principal perigo desta patologia: a broncopneumopatia da deglutição. Este risco proíbe rapidamente a continuação da alimentação oral, podendo ser necessária uma gastrotomia até à realização de uma cirurgia de exclusão laríngea. O resultado pode ser fatal, devido a complicações pulmonares.

4.1.2. PARACLÍNICA :

Os testes de diagnóstico adicionais são complexos e não são efectuados com frequência. A falta de critérios objectivos simples torna difícil determinar a

frequência desta paralisia.
Estes incluem :

> **Tiro único:**(30)

No caso de paralisia unilateral, o ângulo glótico está obliterado, o ventrículo e o seio piriforme estão aumentados e a medula paralisada é mais fina e deslocada em relação à medula saudável. No caso de paralisia bilateral, a imagem clássica da "chave de macaco" é invertida no plano frontal devido ao aumento dos ventrículos.

> **Estroboscopia:**(3)

Trata-se de um exame fundamental na patologia intracordal, utilizado para diagnosticar e monitorizar as paralisias recorrentes quando a corda vocal paralisada está suficientemente próxima da linha média. É efectuado na cadeira com uma lente de 90° ligada a uma fonte de luz estroboscópica que emite flashes de luz com a frequência desejada: tornando a frequência dos flashes estroboscópicos igual à da frequência fundamental da voz, é possível examinar uma laringe em repouso e nas diferentes fases do seu ciclo vibratório, adicionando uma diferença de fase. Isto gera uma diferença entre a frequência vocal efectiva e a frequência da iluminação. A vibração laríngea apresenta-se assimétrica, mais lenta no lado paralisado em caso de lesão recorrente unilateral.

> **Eletromiografia (EMG) laríngea:**(4,30)

Embora seja raramente utilizado na prática atual, é o exame complementar que mais contribui para o diagnóstico etiológico. Confirma a origem neurogénica da imobilidade laríngea, distinguindo entre paralisia laríngea e artrite cricoaritenóidea. Tem também um valor prognóstico no acompanhamento, detectando sinais precoces de regeneração. É efectuada sob anestesia local através de uma abordagem transcutânea: uma agulha de Bronk é introduzida na corda vocal através da membrana cricotiroideia. A atividade eléctrica espontânea em repouso ou induzida pela fonação ou pela deglutição é registada. A velocidade de condução nervosa é medida após a estimulação. Isto permite distinguir entre secções nervosas e simples contusões. Este exame deve ser efectuado por um operador treinado: pode ser fonte de efeitos indesejáveis que podem limitar a sua utilização no acompanhamento da recuperação: dor, hemorragia das cordas vocais, espasmo laríngeo, edema das cordas vocais, mal-estar vagal.

> **Tipos de lesões nervosas :**

> **De acordo com a classificação de Seddon:** (33)

+ **Neurapraxia**

Trata-se de um bloqueio da condução nervosa sem danos anatómicos. Os axónios estão desmielinizados, mas estão presentes potenciais de ação evocados após estimulação supraliminar. A paralisia motora é completa, com um respeito substancial pelas funções sensoriais e simpáticas. A recuperação é completa num prazo variável de até 12 semanas. O EMG não é alarmante, sem potencial de fibrilhação ou ondas positivas.

+ Axonotmese

Trata-se de uma perda de continuidade axonal, o que implica uma degenerescência walleriana do segmento distal, mas os tubos endoneurais permanecem intactos. Como o endoneuro não é danificado e a membrana basal das células de Schwann está intacta, a recuperação é geralmente completa. Apenas uma lesão muito proximal, seguida de uma desnervação prolongada dos órgãos-alvo, limitará a recuperação funcional. O tempo de recuperação corresponde, portanto, ao tempo necessário para que a regeneração axonal atinja os alvos motores distais (taxa média de crescimento de 1 mm/d). A EMG efectuada 2 a 3 semanas após a lesão nervosa mostra fibrilações e potenciais de desnervação na musculatura a jusante do local.

+ Neurotmesis

A neurotmese caracteriza-se pela secção total do nervo ou pela destruição da sua estrutura interna (perineuro e tubos endoneurais). Não existe potencial de ação, mesmo após estimulação. Os potenciais de fibrilhação são caraterísticos da desnervação. O recrescimento está associado a uma má orientação axonal que leva à sincinesia. A tradução EMG desta lesão é sobreposta à de uma lesão axonométrica.

> **De acordo com a classificação de Sunderland:**(34)

+ Lesões nervosas de primeiro grau :

É semelhante à definição de seddon para neurapraxia.

+ Lesão nervosa de segundo grau :

Corresponde à definição de Seddon de axonotmese.

+ Lesões nervosas de terceiro, quarto e quinto graus:

Corresponde à neurotmese de Seddon.

> **Testes de função respiratória:**(30)

Tem pouca utilidade em situações de extrema urgência, em que é necessário um tratamento que salve a vida (traqueotomia, entubação) face a uma dispneia aguda causada por paralisia. Em situações menos urgentes, em que é necessário avaliar a voz ou a respiração, a medição do fluxo máximo e a análise das curvas fluxo máximo-volume pulmonar ajudam a definir a gravidade da obstrução. Estas medições são também muito úteis para avaliar a eficácia terapêutica.

No caso de obstrução extra-torácica variável, como a paralisia das cordas vocais, a redução afecta principalmente o fluxo inspiratório.

> **Medições da função de voz:**(10)

A avaliação vocal consiste numa série de exames, testes, questionários e escalas de referência destinados a analisar a voz.

O diagnóstico médico é efectuado por um laringologista ou um foniatra, que examina o estado do aparelho ORL: laringe, cordas vocais, ressonadores, túnel de vento em repouso e durante a fonação, bem como a audição para verificar o circuito fonatório no controlo da produção vocal.

A avaliação fonoaudiológica complementa o exame médico e tem como objetivo quantificar e qualificar a voz através de medições aerodinâmicas e acústicas, verificar o seu funcionamento gestual e registar os conhecimentos e as crenças da pessoa sobre a voz e a sua voz. Em caso de tratamento medicamentoso, cirúrgico ou fonoaudiológico, constituirá a base de referência e será repetido para medir a eficácia terapêutica.

> **Vídeo fluoroscopia:**(30)

Está indicado nos casos de disfagia com ou sem falsas vias. É um substituto útil da prova de deglutição clássica.

É utilizado para estudar a função laríngea durante a deglutição e a coordenação adequada do trato aerodigestivo superior.

4.2.DIAGNÓSTICOS DIFERENCIAIS:(4,30)

- Afonia psicogénica
- Infiltração tumoral (benigna, cancro)
- Lesões uni ou bilaterais da articulação cricoaritenóidea (artrite, anquilose, luxação)
- Doenças musculares (miosite, polimiosite, dermatomiosite, distrofia muscular)

4.3.TRATAMENTO :

4.3.1. Objectivos :

**4.3.1.1.	Relações públicas unilaterais :**

O desafio é estabelecer uma fonação óptima.

**4.3.1.2.	Relações públicas bilaterais :**

O objetivo é restabelecer um sistema respiratório suficiente sem causar problemas de deglutição.

4.3.2. Recursos e instruções :

**4.3.2.1.	Recursos :**

**4.3.2.1.1.	Médico :**

> **Terapia com corticosteróides :**

Se a lesão não for conhecida ou não for irreversível, durante a fase de instalação, é útil administrar prednisolona na dose de 1 mg/kg durante 5 dias por via intravenosa, seguida de doses decrescentes por via oral durante 10 dias(4,30).

> **Vasodilatadores, oxigenadores, vitamina B :**

Podem ser propostas (30).

**4.3.2.1.2.	Terapia da fala :**

A terapia da fala é essencial no tratamento da paralisia unilateral das cordas vocais. É também útil na paralisia bilateral quando a qualidade vocal é afetada (30).

A observação atenta durante 6-12 meses é viável para os doentes com CPV unilateral com baixa exigência vocal e sem risco de aspiração após a cirurgia da tiroide. Em geral, a recuperação da AR após a cirurgia da tiroide ocorre dentro de 2-3 meses e é menos provável que ocorra após 6-12 meses (35).

Atualmente, é aceite que a terapia da fala deve ser realizada de forma precoce e intensiva. A reabilitação precoce é um fator importante de sucesso, uma vez que ajuda a minimizar as reacções de esforço desadaptativas (10).

Os programas de exercícios incluem a extensão do pescoço, a massagem laríngea e o ajustamento da postura da cabeça e do pescoço.

A massagem laríngea começa no local da cirurgia e continua até ao local da cirurgia. A massagem laríngea começa a partir do local da cirurgia e continua até ao local da cirurgia, numa área sem dor. Os terapeutas da fala e da linguagem ensinam os doentes a adotar uma postura adequada para reduzir a tensão muscular, em combinação com técnicas de relaxamento como a respiração abdominal, o bocejo, o suspiro e a mastigação (36). Em casos graves de insuficiência glótica, os terapeutas da fala e da linguagem podem tentar métodos de inalação e de fonação de impulso (para fortalecer as cordas vocais). Em casos de suspeita de paralisia do músculo cricotiroideu, a deslocação gradual para cima e para baixo da gama de tons (métodos de deslocação) pode aumentar o controlo muscular.

Além disso, o ajuste adequado do pitch global dos subsistemas de produção da fala, como a respiração, a fonação, a ressonância e a articulação, pode reduzir o stress excessivo e melhorar a motilidade das cordas vocais e a qualidade da voz ressonante (37). Estas técnicas incluem exercícios de função vocal, o método do sotaque, a terapia vocal ressonante e os exercícios do trato vocal semi-ocluído (38,39). Em particular, os exercícios do trato vocal semi-ocluído são úteis para uma variedade de distúrbios orgânicos ou comportamentais da voz, bem como para a AR, fadiga vocal e disfonia por tensão muscular após cirurgia da tiroide (38).

As anomalias vocais causadas por lesões no nervo recorrente podem ser consideravelmente melhoradas apenas com terapia vocal.

4.3.2.1.3. Cirúrgico :

- **Tratamento cirúrgico da AR unilateral:**

Na AR unilateral, a intervenção demora 6 meses, dada a possibilidade de recuperação durante esse período. A cirurgia é geralmente efectuada se a terapia da fala falhar, e utiliza 2 procedimentos principais para medicalizar passivamente a corda vocal defeituosa:

- **Injecções intracordais :**

Vários materiais podem ser colocados no interior da corda vocal paralisada: gordura autóloga, polímero de silicone em suspensão. Estes dois produtos são os mais utilizados em França para esta indicação. Outros materiais incluem a fáscia autóloga e o Teflon, cuja principal complicação é a ocorrência de uma reação de corpo estranho intracordal. O colagénio bovino não tem autorização de comercialização para esta indicação (40).

- **Tiroplastia**

A tiroplastia consiste na colocação de um implante inerte através de uma janela feita na asa da cartilagem tiroide ipsilateral por cervicotomia. Pode ser efectuada sob anestesia local ou loco-regional (40).

- **Outras técnicas** foram propostas, mas continuam a ter uma utilidade limitada: adução laríngea, subluxação crico-tiroideia e reinervação.

- Tratamento cirúrgico da AR bilateral:

A paralisia bilateral da laringe ao fechar é a mais comum.

Por conseguinte, os tratamentos envolvem, na maioria das vezes, procedimentos destinados a alargar as vias respiratórias.

- Traqueotomia

Continua a ser indicada em caso de dispneia aguda no início da paralisia de adução bilateral ou se a via aérea for insuficiente para tolerar um estilo de vida sedentário enquanto se aguarda a recuperação espontânea. Tem a vantagem de não piorar a voz. Pode mesmo ser permanente nos pacientes que não desejam outra solução, ou naqueles que não se enquadram nas indicações de reinervação devido à fixação das aritenóides e que desejam absolutamente preservar a sua voz. Se a necessidade de ar não for muito grande, pode ser usado com um obturador que é retirado em caso de esforço, durante a noite ou em caso de infeção das vias respiratórias (30).

- Remoção endoscópica por laser de CO2 :

Existem várias técnicas descritas na literatura, mas as duas principais são :

- Cordectomias segmentares posteriores com laser de CO2:

A técnica consiste em utilizar um laser de CO2 para cortar a corda vocal perpendicularmente na sua parte posterior, através de toda a espessura do músculo tiro-aritenóideo. É efectuada à frente da apófise vocal. Dependendo do autor, a técnica pode envolver uma cordotomia posterior simples ou uma ressecção limitada da corda vocal (cordectomia posterior) (17).

- Aritenoidectomia por laser de CO2 :

A técnica consiste em remover a maior parte possível da cartilagem aritenoide sem vaporização. Para evitar a formação de granulomas e a desnudação da cricoide, a mucosa que cobre a aritenoide é preservada (17).

- Cordopexia :

O procedimento consiste em fixar o cordão em abdução por tração simples fora ou depois da aritenoidectomia. Este método dá bons resultados respiratórios. No entanto, os resultados vocais são fracos. Este método é geralmente pouco utilizado (4).

- Cordectomia :

É efectuada uma cordectomia musculoligamentar que se estende até ao fundo do ventrículo. A ressecção é em forma de cunha. É levada até ao limite da cartilagem tiroide. Respeita a comissura anterior e o processo vocal da aritenoide. Não altera a flexibilidade da hemi-laringe. A cordectomia é unilateral. Podem ser necessárias várias sessões (4).

Esta operação não está associada a complicações hemorrágicas. Os resultados fonatórios parecem ser satisfatórios.

Existem cinco tipos de cordectomia:

Tipo I: cordectomia subepitelial

Tipo II: cordectomia sub-ligamentar

Tipo III: Cordectomia trans-muscular

Tipo IV: cordectomia total
Tipo V: cordectomia alargada :
- Para o acorde contralateral.
- Para a aritenoide.
- Para a banda ventricular.
- Sob a glote.
- **Cordotomia posterior :**
Segundo o método de Mérite Drancy e o olho de Laccour.
Utilização da laringoscopia de suspensão. Exposição do
A região glótica apresenta imobilidade laríngea durante o fechamento.
Criação de um entalhe em "C" bilateral, medindo lateralmente à volta do
4 mm e 2 mm à frente do processo vocal das aritenóides.
A incisura em forma de C está localizada no 1/3 posterior de ambas as cordas vocais em relação às aritenóides e aos 2/3 anteriores das cordas vocais. A base do entalhe corresponde ao bordo livre da corda vocal. A aplicação de xilocaína com nafazolina a 5% na zona do entalhe permite obter hemostase (2).

• **Aritenoidectomia endoscópica total:**(22)
Ossoff recomenda a traqueostomia para este tipo de cirurgia, que não realizamos por rotina.
A laringe pode ser exposta com um laringoscópio de comissura posterior (tipo Ossoff)
Utilizamos um laringoscópio convencional do tipo Bouchayer, posicionado de forma a expor uma cartilagem aritenoide, a comissura posterior, a fenda interaritenóide e pelo menos metade da outra cartilagem aritenoide. Para o efeito, o tubo endotraqueal de borracha de 5 ou 5,5 mm é introduzido no laringoscópio e empurrado para a frente. Isto liberta o campo operatório e permite uma visão clara da aritenoide a ser operada.

• **Aritenoidectomia endoscópica parcial:** (4,22)
Inclui 2 tipos:

• **Aritenoidectomia medial :**
A indicação aplica-se a casos de dispneia menos grave e, por conseguinte, a doentes que não tenham sido traqueostomizados. Este procedimento é suposto reduzir o impacto fonatório da aritenoidectomia.
O princípio consiste em alargar seletivamente a glote respiratória sem modificar a glote fonatória ou as inserções musculoligamentares das cordas vocais. Após a vaporização do muco-pericôndrio da aritenoide, a ressecção é efectuada entre o processo vocal à frente e o ângulo póstero-medial da cartilagem aritenoide atrás. A ressecção é semicircular e côncava medialmente, com 1 a 2 mm de profundidade. O tempo de cirurgia é curto. Se o resultado respiratório não for satisfatório, pode ser efectuada uma intervenção contralateral 3 meses mais tarde.
No entanto, os efeitos funcionais a longo prazo em grandes séries de doentes não foram documentados. Finalmente, a aritenoidectomia parcial após radioterapia cervical não é recomendada devido ao risco de condro necrose das aritenóides.

- **Aritenoidectomia subtotal :**

Devido ao risco de falsas vias permanentes nos casos de aritenoidectomia total, Remacle recomenda a preservação do lado faríngeo da cartilagem aritenoide.

A remoção inicia-se com a secção da prega vocal junto ao processo vocal e prossegue lateralmente e posteriormente no assoalho ventricular até atingir a superfície lateral da cartilagem aritenoide.

A secção passa através do lado laríngeo da cartilagem aritenoide, deixando um lado faríngeo de 2 a 3 mm. A comissura posterior é poupada, normalmente protegida pelo tubo de intubação traqueal. A secção do corpo da cartilagem aritenoide deixa uma parede posterior de 2 mm e poupa o processo muscular. A duração do procedimento é de 25 a 30 minutos.

Podem ocorrer sinéquias posteriores. Os desvios de fluidos são comuns durante os primeiros dias de pós-operatório e são rapidamente compensados.

- **Cirurgia cervical**

Foram descritos vários tipos de procedimentos. Estes actuam sobre a aritenoide e a corda vocal ou sobre o processo cricoide para alargar a entrada glótica. Outros procedimentos tentam restaurar a função dilatadora da glote por anastomose nervosa ou neutronização laríngea usando um retalho muscular com um pedículo nervoso (41).

- **Aritenoidopexia ou operação de King:**

O princípio é libertar as ligações musculares e ligamentares da aritenoide, excluindo o músculo vocal, seguido da fixação da aritenoide ao bordo posterior da asa da tiroide (41).

- **Aritenoidectomia com cordopexia:** inclui,
- **Tiroidectomia trans de Kelly:** (22)

Esta técnica permite a aritenoidectomia e a pexia da corda vocal membranosa por via trans-tiroideia. Atualmente, não é muito utilizada, à exceção de certas equipas que a reservam para os casos pediátricos. A laringe é aberta por tirotomia mediana. A superfície anterior da aritenoide é incisada e o processo vocal é seccionado. A dissecção é efectuada de frente para trás, seguindo a cartilagem, que deve ser manuseada com cuidado devido à sua fragilidade. A secção das inserções musculares das cricoaritenóides, laterais e sobretudo posteriores, permite mobilizar a cartilagem. A aritenoide é extraída após a secção da articulação cricoaritenóide.

- **Aritenoidectomia retro-aritenóidea ou procedimento de Graâf-Woodnan:**(4)

Ao contrário da técnica de King, Woodman resseca o corpo da cartilagem aritenoide e realiza uma pexia do processo vocal no pequeno corno da cartilagem tiroide. Esta técnica deve ser utilizada se a aritenoide se romper durante uma aritenopexia.

- **Discurso de Rethi :**

Isto implica a realização de uma tirotomia parcial ou total e a secção do colo da cricoide. O espaço é mantido por um material cartilaginoso ou por uma prótese dilatadora, até que o tecido fibroso preencha o espaço intercricoide posterior

(41).
-   **Técnicas de reinervação:**(25)
Enquanto a técnica de Crumley de anastomose do ramo descendente do XII ao ramo adutor do recorrente parece ser suficiente por si só nos casos de paralisia dos adutores, a técnica de Tucker de reinervação do músculo cricotiroideu lateral através do pedículo músculo-nervoso omo-hioideu deve ser idealmente combinada com a tiroplastia. Vários autores conseguiram reproduzir os resultados de Crumley. Marie associa a reinervação à injeção de gordura para obter uma solução temporária.
Os resultados destas técnicas continuam a ser decepcionantes.
-   **Marcapasso laríngeo para distúrbios da deglutição :**
Este procedimento está atualmente a ser testado.
No entanto, foram realizados ensaios laboratoriais e clínicos por Broniatowski com o objetivo de restabelecer uma deglutição coordenada e dinâmica, estimulando diretamente o nervo recorrente ou o nervo vago, ou criando um arco reflexo entre um retalho cutâneo implantado na faringe e que conservou a sua inervação sensitiva e o nervo recorrente(30).
-   **Sutura da epiglote à margem laríngea:** (4)
Em 1972, Habbal e Murray propuseram a sutura da epiglote à margem laríngea por faringotomia. As bordas da margem laríngea e da epiglote são incisadas e dissecadas, e a sutura é feita em dois planos.
-   **Sutura das cordas vocais:**(22)
Em 1975, Montgomery propôs a abertura e sutura das cordas vocais por meio de tireotomia, Kitahara também propôs a sutura das bandas ventriculares, enquanto Sasaki cobriu a sutura com um retalho de músculo esterno-hióideo com pedículo superior suturado à comissura posterior.
-   **Desvio traqueoesofágico:**(30)
Lindemann, em 1975, e Krespi, em 1984, propuseram separar a traqueia da laringe, seccionando a traqueia ao nível do terceiro anel. A traqueia é anastomosada à pele, enquanto a laringe é anastomosada ao esófago. A desvantagem desta técnica é a acumulação de saliva na parte posterior da laringe, que tende a favorecer os divertículos. A técnica é potencialmente reversível.
-   **Plicatura da epiglote:**(30)
Em 1983, Biller propôs um fechamento supraglótico vertical, tubulando a epiglote. No entanto, um orifício superior permanece, o que também facilita a inalação de saliva.
- **Laringectomia total :**
Eficaz mas mutilante, a laringectomia total é uma possibilidade a considerar para o doente permanentemente impotente (41).
4.3.2.2 Indicações :
A gestão da AR envolve um tratamento à base de corticosteróides para reduzir a inflamação e o edema da laringe que podem causar o agravamento dos sintomas. No entanto, estudos demonstraram que a administração sistémica de

corticosteróides não é recomendada para melhorar a qualidade da voz após a cirurgia da tiroide (35).

- **Relações públicas unilaterais :**

A terapia da voz pode ser utilizada para melhorar os resultados vocais em doentes com sintomas ligeiros ou se os procedimentos de mediação cirúrgica não estiverem disponíveis (42).

Na ausência de perturbações da deglutição potencialmente fatais, a terapia da fala é a opção de tratamento de primeira linha. A cirurgia é indicada:

- rapidamente em caso de disfonia grave ou de perturbações ameaçadoras da deglutição - quando o resultado funcional obtido com a reabilitação parece insuficiente. Os dados científicos não nos permitem estabelecer um limite de tempo, que deve ser discutido numa base individual (40).

- **Relações públicas bilaterais :**

- **Encerramento:**

O desafio, neste caso, é restabelecer a respiração o mais rapidamente possível, com base em 2 princípios:

- Traqueotomia, que preserva a anatomia da laringe, realizada imediatamente em caso de emergência.

- Técnicas endoscópicas que evitam ou tentam eliminar a necessidade de traqueostomia.

A escolha dependerá de vários factores a ter em conta: a certeza ou não da secção do nervo, a natureza definitiva da paralisia, o aspeto inflamatório da laringe, o contexto pós-intubação, os desejos do doente expressos no pré-operatório, a idade e o estado geral do doente, as condições locais dos centros (equipamento laser) e a experiência do operador (40).

A aritenoidectomia com ou sem cordopexia dá geralmente excelentes resultados (41).

Esta operação não deve ser adiada por muito tempo, uma vez que a anquilose crico-aritenoideia é inevitável após um certo tempo, especialmente se o doente tiver sido entubado e ventilado durante mais de 5 ou 6 dias antes da traqueotomia.

- **Cerimónia de abertura:**

A paralisia bilateral de abertura, ou síndrome de Ziemsen, é certamente excecional, mas tem um prognóstico muito mau e é extremamente difícil de tratar(22); existem riscos vitais devido à extensão das falsas vias.

Em função da gravidade dos problemas de deglutição e do risco de infecções pulmonares, a adaptação das texturas dos alimentos, a interrupção da alimentação oral, a realização de uma gastrostomia ou de uma traqueostomia com manga são as únicas opções provisórias, tendo em conta os riscos de inalação(4,40).

A exclusão laríngea é uma possibilidade a considerar no doente permanentemente impotente (4).

4.3.3. Evolução :

A paralisia recorrente pode ser transitória ou permanente. Alguns autores consideram que a AR é permanente após 6 meses(43). Outros só consideram a

AR permanente após 12 meses (43,44).

Em geral, a recuperação da paralisia das cordas vocais após a cirurgia da tiroide ocorre dentro de 2-3 meses e é menos provável que ocorra após 6-12 meses (35). Na paralisia recorrente bilateral, o prognóstico pode ser fatal se não for tratado com urgência (4).

4.3.4. Prevenção :

A prevenção da AR é tanto pré-operatória como intra-operatória.

Recomenda-se a pesquisa de lesões laríngeas pré-existentes se o exame clínico inicial revelar disfonia ou se houver uma história de cervicotomia (45).

No intra-operatório, a prevenção requer uma dissecção cuidadosa, evitando a tração excessiva, e uma escolha criteriosa das técnicas de hemostase e da abordagem ao nervo recorrente (46).

Nas diretrizes americanas, são recomendados três métodos de visualização do nervo laríngeo inferior: a abordagem lateral, inferior ou superior (24). A abordagem lateral é a mais comummente utilizada para tiroidectomias simples. O lobo da tiroide é retraído medialmente, a veia média da tiroide é individualizada e o nervo recorrente é identificado no pólo médio. A abordagem inferior é recomendada para a cirurgia de revisão ou de bócio. O nervo está localizado no sulco traqueo-esofágico, onde atravessa a ATI. Com a abordagem superior, o nervo recorrente é identificado no seu ponto de cruzamento sob o músculo constritor inferior da faringe, perto da junção cricotiroideia (47,48). A não recorrência do nervo laríngeo inferior é uma variante anatómica que o cirurgião deve conhecer. Ocorre sempre à direita e está associada à ausência do tronco arterial braquiocefálico e passagem retroesofágica da artéria subclávia (artéria lusória).

Para ajudar o cirurgião a identificá-la, foi proposta a neuroestimulação intra-operatória do nervo laríngeo inferior como suscetível de reduzir o risco de paralisia recorrente(25).

No que diz respeito às técnicas de hemostase, os métodos clássicos - ligaduras, aplicação de clips, hemostase monopolar ou bipolar, mais electiva - e os novos meios de hemostase - termofusão e a energia produzida pelos ultra-sons - são largamente utilizados, muitas vezes em combinação, dependendo dos hábitos de cada cirurgião (9,45).

CAPÍTULO II

METODOLOGIA

1-Cenário e local de estudo

O estudo foi efectuado no departamento de otorrinolaringologia e cirurgia cervicofacial do Hospital Universitário Gabriel Touré em Bamako, Mali.

1.1.Apresentação do Hospital Universitário Gabriel Touré

- **História :**

Anteriormente conhecido como Dispensário Central de Bamako, o Hospital Gabriel Touré é um dos centros hospitalares universitários de Bamako.

Dispõe atualmente de 447 camas e emprega 763 trabalhadores de todas as categorias, dos quais 181 são contratados.

Batizado Gabriel Touré a 7 de janeiro de 1959, em memória de um jovem sudanês. Estudante de medicina, morreu a 12 de junho de 1934, vítima de contaminação durante uma epidemia de peste.

Fazia parte da geração mais jovem dos primeiros médicos de África.

- **Localização geográfica :**

Situado na comuna III do distrito de Bamako, o Hospital Universitário Gabriel Touré ocupa uma superfície de 3 hectares 28 ares 54 centiares. Faz fronteira a leste com o bairro Médina-Coura, a oeste com a escola nacional de engenharia Abderrahmane Baba Touré, a sul com a zona ferroviária e a norte com o Estado-Maior das Forças Armadas e a esquadra ministerial de reserva.

- **A sua infraestrutura:** inclui :

S Gestão geral

S Um gabinete de admissão com vários cubículos ambulatórios.

S A Departamento de Medicina, incluindo Gastroenterologia, Neurologia, Cardiologia e Diabetologia.

S Um serviço de pediatria com serviços de pediatria geral, neonatologia e oncologia.

J Serviço técnico-médico que inclui o serviço de imagiologia médica e o serviço de exploração funcional.

J Um serviço de farmácia hospitalar.

J Um serviço de cirurgia :

- Cirurgia geral ;
- Cirurgia pediátrica ;
- Otorrinolaringologia e cirurgia cervicofacial (ORL e CCF) ;
- Traumatologia e ortopedia ;
- Neurocirurgia ;
- Urologia ;
- Medicina física (fisioterapia).

J Um serviço de biologia médica que inclui o laboratório de análises biomédicas e o serviço de transfusão de sangue.

J Um departamento de anestesia, cuidados intensivos e medicina de

emergência:
* Serviço de Urgência (SAU) ;
* Reanimação de adultos ;
* Regulamentação médica ;
* Anestesia ;
* Bloco operatório.

J Um serviço de ginecologia-obstetrícia :
* Ginecologia ;
* Obstetrícia ;
* Duas salas de operações.

Serviços como a manutenção e os serviços sociais são assegurados a nível de direção.

A unidade de higiene e saneamento e a lavandaria estão ligadas ao serviço de vigilância geral, a casa mortuária ao serviço médico e a cozinha ao serviço administrativo.

Cada departamento é dirigido por um chefe de departamento

l.l.lApresentação do serviço de ORL e CCF

* **Recursos humanos :**

O serviço de otorrinolaringologia é um serviço médico-cirúrgico dirigido por um professor catedrático, assistido por um professor catedrático e por três professores catedráticos, três bolseiros de investigação e dois otorrinolaringologistas hospitalares.

O departamento tem :

S Vinte e três médicos inscritos para um DES ;

S Oito assistentes médicos especialistas em otorrinolaringologia;

S Dois técnicos superiores de saúde ;

S Um técnico de saúde ;

S Um secretário executivo ;

S Dois técnicos de superfície ;

S Um assistente de cuidados ;

Estudantes de tese de mestrado da Faculdade de Medicina e Odontostomatologia de Bamako (FMOS).

* **A infraestrutura do serviço inclui :**

S Uma unidade de consulta com :
* Dois (02) cubículos de consulta
* Uma unidade de exploração funcional (áudio-impedância-métrica)
* Uma unidade de internamento: 11 quartos, incluindo 3 quartos de internamento VIP, com uma capacidade total de 28 camas
* Uma sala de permanência para estudantes DES e de doutoramento
* Uma sala de plantão para assistentes médicos
* Uma sala de permanência para os técnicos de superfície
* Duas (02) salas de operações ainda não operacionais e uma sala de esterilização
* Um gabinete para o chefe de departamento

- Um gabinete para o diretor da unidade hospitalar
- Cinco (05) gabinetes para médicos
- Uma sala de reuniões/formação
- Uma casa de banho com três (3) sanitas e um chuveiro para o pessoal
- Uma casa de banho com três (03) sanitas e um duche para os doentes

1.2 Tipo de estudo

Trata-se de um estudo observacional e descritivo com recrutamento retrospetivo.

1.3 O período de estudo

O estudo terá uma duração de 25 meses, de janeiro de 2021 a janeiro de 2023.

1.4 Amostragem

> **Critérios de inclusão :**

◼ Qualquer doente que tenha sido consultado por disfonia, dispneia após tiroidectomia.

◼ Qualquer doente que tenha sido consultado por outros sintomas laríngeos após a tiroidectomia.

◼ Com imobilidade de uma ou mais cordas vocais à nasofibroscopia ou à laringoscopia de suspensão.

◼ **Critérios de não-inclusão :**

◼ Formulário de inquérito incorretamente preenchido.

◼ Recusa em participar no estudo.

◼ Casos de artrite ou luxação cricoaritenóidea pós-tiroidectomia

1.5 Técnica de recolha de dados

As informações foram obtidas através do nosso questionário, elaborado para o efeito, ou pelo próprio doente. Os dados foram registados no nosso formulário de inquérito.

1.6 Variáveis do estudo

◼ Situação sócio-epidemiológica: idade, sexo, profissão, local de residência e antecedentes.

◼ Dados clínicos: motivo da consulta, história, sinais associados, exame otorrinolaringológico, caraterísticas dos sinais laríngeos pré e pós-tiroidectomia (modo de aparecimento, tipos, ritmo e factores calmantes e desencadeantes), caraterísticas da patologia tiroideia, operador, procedimento cirúrgico, estado das cordas vocais (resultados da nasofibroscopia), tratamento terapêutico da paralisia recorrente, seguimento pós-operatório aos 3 meses, 12 meses, etc.

1.7 Dados informatizados

Os dados serão introduzidos no software SPSS versão 19.0 que contém uma máscara de introdução de dados baseada num formulário de inquérito.

1.8 Processamento e análise de dados

Os dados foram analisados com recurso ao SPSS

Os gráficos foram produzidos utilizando o EXCEL office 2019.

1.9 Como funciona

Foi utilizado um procedimento para registar os doentes de acordo com os critérios de inclusão.

1.10   O aspeto ético

Trata-se de um estudo puramente científico que tem por objetivo compreender os aspectos epidemiológicos, diagnósticos e terapêuticos da paralisia recorrente pós-tiroidectomia no Hospital Universitário Gabriel Toure. Os resultados serão utilizados para melhorar a qualidade dos cuidados prestados. O consentimento dos pacientes ou dos seus familiares (acompanhantes) será obtido previamente.

CAPÍTULO III

RESULTADOS

1. Aspectos sócio-demográficos :

O estudo teve uma duração de 15 meses. Durante este período de estudo, foram registados 27 doentes.

Figure 1:   Repartição dos doentes por idade

Faixa etária	Frequência	Percentagem	
[20 a 30 anos [	4	14,8	
[31 a 40 anos [	4	14,8	
[41 a 50 anos [	**12**	**44,4**	
[51 a 60 anos [	2		7,5
[61 a 70 anos [	5	18,5	
Total	27	100,0	

O grupo etário mais representado foi o **dos 41 aos 50 anos**, ou seja, **44,4%, com extremos que vão dos** 23 **aos 70 anos** e uma média de **idades** de **46,18 anos**.

■ **Sexo**

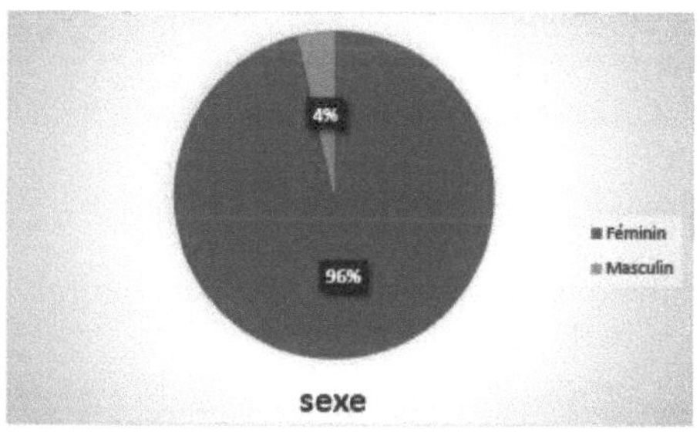

Figure 12:   Repartição dos doentes por género.

As mulheres representavam 96%. O rácio entre os sexos foi de 0,04.

■ **Profissão**

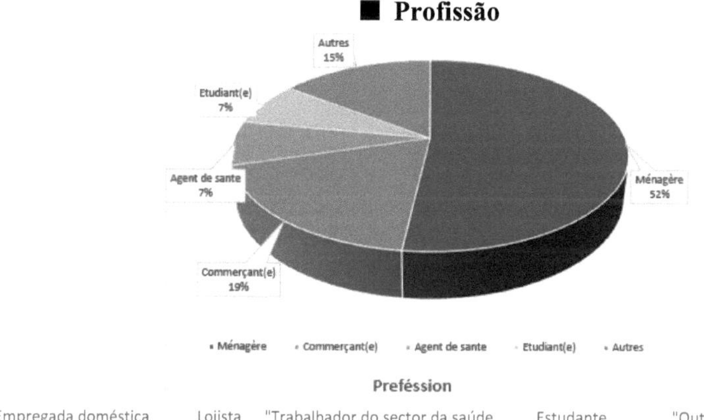

Empregada doméstica   Lojista   "Trabalhador do sector da saúde   Estudante   "Outro

Outros: professor e restaurador.

Figure 13: Repartição dos doentes por profissão.

As donas de casa são as mais representadas, com **52%**.

Quadro II: Repartição dos doentes por modo de recrutamento

Método de recrutamento	Frequência	Percentagem
Caixa de consulta	**24**	**88,9**
Serviço de urgência	3	11,1
Total	27	100,0

A maioria dos nossos doentes (**88,9%**) foi inscrita nos **cubículos de consulta**.

2. Aspectos de diagnóstico

2.1.Factores contributivos:

Na histologia, em todos os nossos doentes o **tumor era benigno**, ou seja, em **100%** dos casos.

Tableau III: Distribuição dos doentes de acordo com a indicação para tiroidectomia

Indicações para a tiroidectomia	Frequência	Percentagem
Doença de Basedow	**14**	**51,9**
Bócio multinodular	11	40 ,7
Bócio mergulhante	2	7,4
Total	27	100,0

A doença de Basedow foi a principal indicação para cirurgia, com 14 casos (**51,9%**).

Tableau IV: Repartição dos doentes por tipo de tiroidectomia

Procedimento cirúrgico	Frequência	Percentagem
Tiroidectomia total	**20**	**74,1**
Tiroidectomia subtotal	3	11,1
Lobo-isthmectomia esquerda	3	11,1
Lobo-isthmectomia direita	1	3,7
Total	27	100,0

A tiroidectomia total foi efectuada em 20 casos (**74,1%**).

Todos os nossos doentes foram operados por cirurgiões gerais.

Tableau V: Repartição dos doentes por pesquisa de recorrência

Pesquisa recorrente	Frequência	Percentagem
Desconhecido	17	63
Não efectuado	5	18,5
Fabricado com lesões	**5**	**18,5**
Total	27	100,0

Em 63% dos casos, não foi dada qualquer informação sobre a pesquisa recorrente.

2.2 Sinais clínicos
Quadro VI: Repartição dos doentes segundo o pós-Th

Manifestações clínicas	Frequência	Percentagem
Dispneia+Disfonia	**22**	**81,5**
Disfonia isolada	4	14,8
Dispneia isolada	1	3 ,7
Disfagia	6	22,2
Tosse seca	4	14,8
Hipersialorreia	4	14,8

A dispneia e a disfonia estavam associadas em **81,5%** dos casos e isoladas em **3,7%** e **14,8%**, respetivamente.
A disfagia foi o terceiro sinal mais importante em 22,2% dos doentes.

2.2.1. as caraterísticas da dispneia

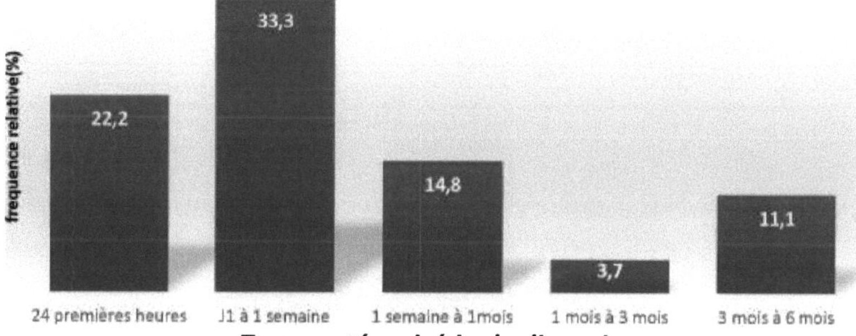

Figura 14: Distribuição dos doentes de acordo com o tempo decorrido até ao início da dispneia

A dispneia surgiu nas primeiras 24 horas **22,2% após a tiroidectomia** e na **primeira semana** em **33,3%**.
Tabela VII: Distribuição dos doentes de acordo com o estadiamento da dispneia segundo
Chevalier Jackson e Pineau

Classificação dos cavaleiros Jackson e Pineau	Frequência	Percentagem
Fase I	2	7,4
Fase II	1	3,7
Fase III	**20**	**74,1**
Fase IV	00	00
Total	23	85,2

A dispneia inspiratória foi classificada como **estádio III** em **74,1%** dos doentes.

2.2.2. Caraterísticas da disfonia :

Tabela VIII: Distribuição dos pacientes de acordo com a qualidade da voz

Qualidade da voz	Frequência	Percentagem
Vozes Rauque	**16**	**59,3**
Voz bitonal	8	29,6
Voz cansada	2	7,4
Total	26	96 ,3

A voz era **rouca** em **59,3%** dos casos.

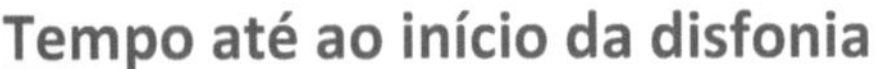

Tempo até ao início da disfonia

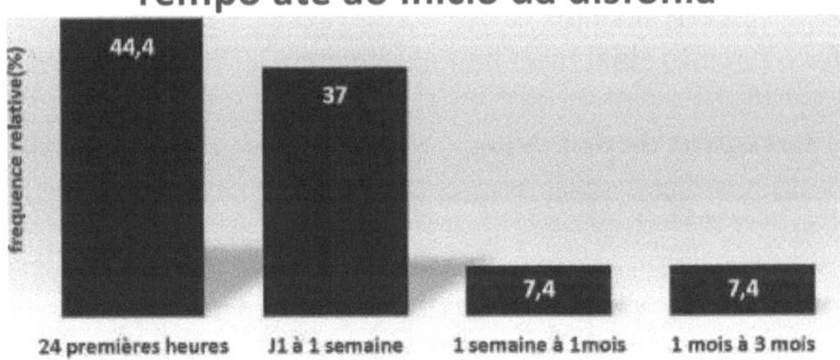

Figura 15: Distribuição dos doentes de acordo com o tempo decorrido até ao início da disfonia

A disfonia surgiu nas primeiras 24 horas após a tiroidectomia em 12 casos **(44,4%).**

2.2.3. Exame nasofibroscópico :

Quadro IX: Repartição dos doentes por tipo de paralisia recorrente

Tipos	Frequência	Percentagem
Diplegia laríngea (Bilateral)	**21**	**77,8**
Monoplegia (Unilateral)	6	22,2
Total	27	100,0

A diplegia laríngea foi responsável por **77,8% dos casos.**

2.2.3.1.   Caraterísticas da diplegia :

Tabela X: Distribuição dos pacientes de acordo com as caraterísticas das cordas vocais e das aritenóides nos distúrbios diplégicos

Nasofibroscopia da diplegia laríngea	Força de trabalho	Percentagem
Cordas vocais		
-Abastecimento	21	100
-Paramediano	21	100
-Atrofiado	17	80,9
-Incurvado	**04**	**19,1**
Aritenoides		

| -Fixação bilateral | 21 | 100 |
| -Inclinado para a frente | 21 | 100 |

As cordas vocais estavam em **posição paramediana** em **100%** dos casos.
As cordas vocais eram atróficas em **80,9%** e curvas em 19,1%.
As **aritenoides estavam fixas e inclinadas** para a frente em **100%** dos casos.

2.2.3.2. Caraterísticas da monoplegia laríngea :

Tabela XI: Distribuição dos pacientes de acordo com as caraterísticas da prega vocal e aritenoide afetadas na monoplegia

Monoplegia laríngea nasofibroscopia	Corda vocal direita		Corda vocal esquerda	
	Frequências	Percentagem	Frequências	Percentagem
Cordas vocais				
-mediana	3	50%	3	50%
-Correção	3	50%	3	50%
Aritenoides				
-Correção	3	50%	3	50%
-inclinado para a frente	3	50%	3	50%

As **cordas vocais esquerda e direita** tinham as **mesmas frequências**, ou seja, **3 casos** cada.

Em todos os casos, a corda vocal era **mediana e fixa** (**100%** dos casos).

A aritenoide do lado afetado estava **fixa e inclinada para a frente** em **100%** dos casos.

3 Aspectos terapêuticos :

Quadro XII: Repartição dos doentes em função do tempo de tratamento após a tiroidectomia

DelayFrequencyPercentage		
Menos de 24 horas	1	3,7
D1 a uma semana	**17**	**63**
1 a 3 meses	5	18,5
3 a 6 meses	1	3,7
6 a 12 meses	2	7,4
Mais de 12 meses	1	3,7
Total	27	100,0

Cerca de **63%** dos nossos doentes foram tratados nos primeiros seis meses.

Quadro XIII: Repartição dos doentes por método terapêutico

Meios terapêuticos	Frequência	Percentagem
Metilprednisolona	27	100,0
Terapia da fala	**21**	**77,8**
Traqueotomia	20	74,1
Cordotomia pós-transversa	20	74,1

Todos os nossos doentes receberam corticosteróides **intravenosos** com

metilprednisolona (1mg/kg) durante **5 dias** e **corticosteróides orais** durante **10 dias. A terapia da fala** foi utilizada na maioria dos casos (**77,8%**).
A traqueostomia foi efectuada em 20 casos, ou seja, **74,1%** dos casos.
A **cordotomia posterior** foi o tratamento cirúrgico, com 20 doentes (**74,1%**) a beneficiarem deste procedimento.
NB: todas as cordotomias foram efectuadas com micro pinças endoscópicas.
Quadro XIV: Repartição do tempo necessário para concluir o tratamento de terapia da fala

Prazo de entrega	Frequência	Percentagem
Menos de 2 meses	5	23,8
2 a 3 meses	**16**	**76,2**
Total	21	100

O tempo de duração da terapia da fala foi de **2 a 3 meses (76,2%)**.
Tabela XV: Distribuição dos doentes de acordo com o tempo necessário para a cordotomia posterior transversal com micro pinças endoscópicas

Prazos	Frequência	Percentagem
Uma semana após a tiroidectomia	4	20
6 a 12 meses	**16**	**80**
Total	20	100

A cordotomia posterior foi efectuada **6 a 12 meses após a corticoterapia** em 16 casos, ou seja, **80%**.
A hemorragia foi a complicação intra-operatória em **100%** dos casos. Esta hemorragia foi controlada através da aplicação de xilocaína com nafazolina a 5% no entalhe.
3. Evolução :
Tabela XVI: Distribuição dos pacientes de acordo com o estado do trato glótico após cordotomia transversa posterior

> **RP bilateral**

Estado do trato glótico	Declare		Controlo	
	3 meses	6 meses	9 meses	12 meses
Bom	18(90%)	18(90%)	18(90%)	20(100%)
Mau	2(10%)	2(10%)	2(10%)	00
		[ère]1 retoma	[ème]2 trocas	

[ème][ème][ème]**Aos 3, 6 e 9 meses:**
Uma nasofibroscopia de acompanhamento foi realizada após a cordotomia transversa posterior, que demonstrou uma boa via aérea glótica em **90%** dos casos. Em 10% dos casos, a via aérea glótica era insuficiente em alguns pacientes.
[ème]**Aos 12 meses,** foi observada uma boa mobilidade das cordas vocais em todos

os doentes.

A taxa de **mortalidade** foi de **3,7%.**

> **AR unilateral**

[èmeème]**De 3 a 12 meses**, observou-se boa mobilidade das cordas vocais à nasofibroscopia em todos os pacientes monoplegicos.

CAPÍTULO IV

COMENTÁRIOS E DEBATE

1   Aspectos metodológicos :

1.1.Dificuldades encontradas :

O nosso estudo foi realizado no Serviço de Otorrinolaringologia e Cirurgia Cervicofacial do Hospital Universitário Gabriel Touré. O seu objetivo foi estudar os aspectos epidemiológicos, diagnósticos e terapêuticos da AR.

No decurso do nosso trabalho, deparámo-nos com várias dificuldades na produção dos nossos resultados:

- Não cumprimento do tratamento
- A indisponibilidade e a qualidade defeituosa de certos materiais: Equipamento para nasofibroscopia e cordotomia posterior transversal
- A abordagem ao nervo recorrente na cavidade da tiroide é frequentemente pouco clara.
- A ausência de monitorização do nervo recorrente no nosso contexto

2   . Aspeto epidemiológico :

2.1.Frequência :

A paralisia recorrente (PR) é a complicação mais comum e temida da cirurgia da tiroide (3).

Esta complicação tem sido descrita desde os primórdios da cirurgia da tiroide, com uma taxa de 32% em 1844 para Bill Roth (44).

A incidência de complicações do nervo laríngeo inferior recorrente na literatura africana e internacional situa-se atualmente entre 2 e 6% (5).

De acordo com um estudo publicado por **Hung Chun Chen et all** , a incidência de paralisia das cordas vocais causada pela cirurgia da tiroide varia entre 1,5% e 5,3% (6).

CL KONESSA et all relataram uma incidência de paralisia recorrente de 3,8% em 155 tiroidectomias realizadas durante 3 anos (49).

Num estudo efectuado no Mali por **T. Sissoko et all**, as lesões recorrentes representaram 2,8% das complicações em 158 tiroidectomias realizadas durante um período de 5 anos (9).

Segundo **Rosato et all**, a percentagem de paralisia recorrente bilateral é de 0,4% (7). Esta paralisia seria permanente em 1 a 3% das cirurgias e temporária em 5 a 8% (50).

Registámos 27 casos de paralisia recorrente durante um período de 3 anos, o que dá uma frequência anual de 9 casos por ano.

2.2.Idade

A idade dos pacientes com AR variou de 23 a 70 anos, com uma média de **46,18 anos**. No nosso estudo, **44,4% dos** doentes tinham entre **41 e 55 anos de** idade. Os nossos dados são consistentes com os de **Lamia Dbab et all e Wafea Zarari et all**, que consideraram que a faixa etária mais representada era de 40 a 49 e 33 a 56 anos, respetivamente (3,22). Isto pode ser explicado pelo facto de, de um modo geral, a idade média da patologia da tiroide variar entre os 40 e os 60 anos, sendo, por conseguinte, uma caraterística dos adultos jovens (51,52).

2.3.Género :
O predomínio das mulheres no nosso estudo é comparável ao de **Lamia Dbad et all** e **Renata Mizusaki et all**, que apresentaram, respetivamente, **83%** com uma razão sexual de 0,2 e **86,1%, ou seja, uma razão sexual** de 0,16 a favor das mulheres (3,53). Esta predominância feminina foi descrita por muitos outros autores e pode ser justificada pela elevada incidência de doenças da tiroide nas mulheres, o que testemunha o papel desempenhado pela presença de receptores de esteróides sexuais nas células foliculares da tiroide (44,54).

2.4.Método de recrutamento :
A maioria dos nossos doentes (**88,9%**) foi admitida no consultório e **11,1%** no serviço de urgência.

3 Aspectos clínicos e anatomopatológicos :

3.1.Fator contribuinte :

3.1.1. Clínica :
A prevenção da AR é efectuada tanto no pré-operatório como no intra-operatório. No pré-operatório, se o exame clínico inicial revelar disfonia ou se houver história de cervicotomia, deve ser efectuada uma laringoscopia sistemática pré e pós-operatória para verificar se existem lesões laríngeas pré-existentes (9,45).

No nosso estudo, os nossos doentes não foram submetidos a laringoscopia pré-operatória e nenhum apresentava sintomas laríngeos antes da tiroidectomia.

3.1.2. Tipos histológicos :
Os resultados anatomopatológicos das peças cirúrgicas não revelaram sinais de malignidade em nenhum dos nossos doentes, ou seja, **100%** dos casos eram benignos. **Lamia Dbad et all** encontraram casos benignos em 91,6% (3).

A ausência de casos de cancro da tiroide no nosso estudo é explicada pela dimensão da nossa amostra. O cancro da tiroide é o principal fator que favorece a AR devido à infiltração dos nervos.

3.1.3. Indicações para a tiroidectomia :
A doença de Graves foi a principal indicação cirúrgica em **51,9%** dos casos, seguida dos bócios multinodulares em **40,7%**. Os nossos resultados são semelhantes aos de **CL KONESSA et all** cujas 33% das indicações foram a doença de Basedow e os bócios multinodulares (49). As indicações cirúrgicas são diversas, o nódulo isolado e o bócio Basedowificado foram encontrados em 25% na série de Lamia Dbab et all (3). O bócio multinodular e o bócio compressivo foram as indicações cirúrgicas noutras séries (22).

A elevada taxa de RP após tiroidectomia por doença de Graves está relacionada com as dificuldades técnicas reconhecidas pelos operadores devido à inflamação crónica e ao aumento da vascularização local, o que aumentaria as complicações (55). A doença de Graves apresenta certas particularidades em relação à cirurgia da tiroide: qualquer tipo de patologia confundida com uma glândula aumentada exerce um efeito compressivo sobre os nervos recorrentes, que se encontram laminados posteriormente, dificultando a sua dissecção e explicando a possibilidade de paralisia recorrente (4,22,44).

Por outro lado, um estudo de **Roulet Maxim et all** e de **A. Beit et all** e muitos outros autores concluíram que não havia diferença significativa na ocorrência de paralisia recorrente e outras complicações habituais associadas à tiroidectomia entre os doentes operados por doença de Graves e outros (56,57).

3.1.4. Tipo de tiroidectomia :

Em nosso estudo, o procedimento cirúrgico mais comum foi a tireoidectomia total (**74,1%**). Nossos resultados são semelhantes aos de **Renata Mizusaki et all** (53) que encontraram **88%** de tireoidectomia total. Isso poderia ser explicado pelo fato de que, como a tireoidectomia total nada mais é do que uma duplicação da lobectomia, o risco de recidiva é multiplicado por dois, pois ambos os nervos são expostos. Na doença neoplásica avançada, a tiroidectomia total está muitas vezes associada à dissecção unilateral ou bilateral dos gânglios linfáticos centrais e, eventualmente, à ressecção dos músculos circundantes; o nervo é exposto à secção, estiramento ou sacrifício por necessidade (22). O risco de AR está presente independentemente do procedimento da tiroide. O tipo de cirurgia (reoperação), a tiroplastia subjacente, a extensão da ressecção e o volume de atividade do cirurgião estão todos envolvidos (45).

3.1.5. Pesquisa de recorrência intra-operatória :

Na nossa amostra, em **63% dos** casos não havia informação sobre a dissecção do nervo, em **18,5% dos** casos não foi realizada a dissecção e em **18,5%** dos casos a lesão foi confirmada, sendo um caso de estiramento e 4 casos de secção acidental do nervo recorrente.

No intra-operatório, a prevenção da AR envolve a identificação e a dissecção sistemática do nervo laríngeo recorrente (44,45).

Existem três abordagens possíveis para o nervo recorrente, cada uma com as suas próprias vantagens e desvantagens. A abordagem lateral é a mais utilizada. No caso de uma operação repetida, a abordagem inferior é mais segura e, quando o bócio é grande, a abordagem superior é preferível. Em todos os casos, a identificação do recorrente deve ser sistemática (9,24).

Foram sugeridos outros factores:O nervo emaranhado numa malha fibrosa do ligamento de Berry, a relação do nervo com o ATI (pré-vascular e trans-vascular), o nervo não recorrente, a hemostase com bisturi elétrico a menos de um milímetro do nervo, o número de ramos divisores do recorrente, os ramos anteriores serem sempre motores, os nervos mais finos parecerem ser os mais frágeis, o tamanho do recorrente, a hiperextensão cervical (que estica o nervo) (47,48,58).

Nas últimas décadas, têm sido utilizadas várias tecnologias para a monitorização do nervo, de modo a evitar danos no nervo laríngeo recorrente (59).

No nosso estudo, todos os pacientes foram operados por cirurgiões gerais e nenhum por cirurgiões otorrinolaringologistas. A ausência sistemática de pesquisa de recorrência associada a esses fatores seria responsável pelo aumento da taxa de morbidade recorrente em nosso estudo. O conhecimento da anatomia e das variações anatômicas do nervo recorrente e a experiência do cirurgião reduzem o risco de paralisia recorrente.

3.2.Aspeto do diagnóstico :
3.2.1. Clínica :
No nosso estudo, a dispneia inspiratória e a disfonia foram associadas em **81,5%**, a disfonia foi isolada em **14,8%** e a dispneia em **3,7%**. **Lamia Dbad et all** encontraram a disfonia como o principal sinal funcional (3).

No nosso estudo, o início da dispneia ocorreu nas primeiras 24 horas em **22,2%**, na primeira semana após a tiroidectomia em **33,3%**, de uma semana a um mês em 14,8%, de um a três meses em 3,7%, de três a seis meses em 11,1%; de acordo com a classificação de Chevalier Jackson e Pineau, a dispneia foi classificada como **estádio III** em **74,1%.**

A disfonia instalou-se nas primeiras 24 horas em **44,4%** dos casos, na primeira semana em 37%, no primeiro mês em 7,4%, entre 1 e 3 meses em 7,4%, e era **rouca** em **59,3%** dos casos.

As perturbações da deglutição do tipo via fossa estavam presentes em **22,2%**; a tosse seca e a hipersialorreia em **14,8%**.

Os nossos dados são consistentes com a literatura, que descreve a dificuldade de deglutição e a tosse como os principais sinais associados (10).

Isto pode ser explicado por danos no ramo externo do nervo laríngeo superior ou por incompetência glótica resultante de paresia ou paralisia das cordas vocais. Isto reduz a capacidade de desenvolver pressão subglótica para uma deglutição eficaz (10).

A estroboscopia e a eletromiografia são essenciais para um diagnóstico positivo de lesão neurogénica dos nervos recorrentes. Como estes exames não estavam acessíveis no nosso contexto, a nasofibroscopia permitiu-nos descrever as diferentes lesões. Foi efectuada de forma sistemática em todos os doentes. As diplegias laríngeas representaram **77,8%**. São raras e difíceis de quantificar na literatura, cerca de 0,4% segundo **Rosato et all** (7).

As 2 cordas vocais estavam **fixas e paramedianas em 100% dos casos de diplegia**, **atrofiadas** em **80,9%** e curvadas em **19,1%**, e as 2 aritenóides estavam **fixas** e **inclinadas para a frente** em todos os casos.

A elevada frequência de diplegia no nosso estudo pode ser explicada pela elevada frequência de tiroidectomia total no nosso estudo, o que aumenta o risco de lesão dos dois nervos recorrentes.

Na monoplegia, as cordas vocais esquerda e direita foram afectadas com a mesma frequência em 3 casos cada, ou seja, 22,2%. Apresentaram-se **fixas e mediais** com a aritenoide do lado afetado **inclinada para frente** em todos os casos. Este resultado difere do de **Lamia Dbad et all** que encontraram 1,2% de AR unilateral.

3)).

Na literatura, a AR do lado direito é mais comum do que a do lado esquerdo, uma vez que no lado direito o nervo recorrente está localizado anteriormente à artéria tiroideia inferior e na face lateral da traqueia, enquanto no lado esquerdo o nervo é retroarterial e encontra-se no ângulo diedro esotraqueal (4).

O facto de ambas as cordas vocais terem sido igualmente afectadas pode ser explicado pela dimensão da nossa amostra.

4) Aspeto terapêutico :
4.1.Duração do tratamento :
No nosso estudo, **63% dos** nossos doentes foram tratados na primeira semana após a tiroidectomia, incluindo os casos de diplegia e monoplegia. Este atraso no tratamento está relacionado com o atraso no agravamento dos sintomas como a dispneia inspiratória e a disfonia.

1.2 Monoplegia :
O tratamento da monoplegia está bem codificado e a terapia da fala é o tratamento de primeira linha(1,10). Este foi aplicado sistematicamente em todos os nossos pacientes. Optámos por tratamento médico com metilprednisolona. Segundo **Hwan Ryu et all**, a terapia fonoaudiológica é útil para melhorar a qualidade vocal e a qualidade de vida em pacientes com problemas de voz após cirurgia de tireoide (35). Em geral, a recuperação da paralisia das cordas vocais após a cirurgia da tiroide ocorre dentro de 2-3 meses e é menos provável que ocorra após **6-12 meses.** No nosso estudo, a reabilitação da voz foi sistemática em **100%** dos casos de monoplegia; na maioria dos casos, ocorreu 2 a 3 meses após a tiroidectomia.
Se o tratamento médico falhar dentro de 6-12 meses de acompanhamento, pode ser realizada uma cirurgia como a medialização das cordas vocais. Na literatura, a incidência de AR transitória varia entre **1,4%** e **38,4%** (50).

1.3. Diplegia :
Na nossa amostra, todos os casos de diplegia eram permanentes; alguns autores consideram que a AR é permanente após um período de 6 meses (43), enquanto outros consideram que a AR é definitiva apenas após um período de 12 meses (44). O nosso estudo não está de acordo com o de **J-P. Jeannon et all**, que após uma revisão da literatura, encontraram uma incidência de AR permanente entre **0% e 18,6%** (50).
Essa diferença pode ser explicada pelo facto de alguns cirurgiões não localizarem e dissecarem sistematicamente o nervo recorrente no nosso contexto, o que poderia reduzir o risco de danos irreversíveis ao nervo recorrente. Na nossa amostra, a traqueostomia foi realizada para melhorar a dispneia em 20 pacientes (**74,1%**). Isto pode ser explicado pelo facto de, no nosso estudo, o número de doentes com diplegia ser dispneico, classificado como estádio III por Chevalier Jackson e Pineau. A cordotomia parcial posterior transversa é o tratamento padrão-ouro, sendo de rápida e fácil execução, limitando os problemas de deglutição, preservando uma boa fonação e não apresentando complicações graves, tornando-se o método de escolha em primeira instância. Se falhar, pode ser repetida e/ou realizada bilateralmente(8). Foi realizada em **74,1% dos** casos. Houve um caso de óbito antes da cordotomia posterior (**3,7%**). O tempo de realização da cordotomia posterior transversa depende da recuperação funcional do nervo, com um período de espera de 6-12 meses. Nos centros mais bem equipados, este prazo é reduzido graças aos dados da eletromiografia laríngea e da estroboscopia. No nosso contexto de um quadro técnico de trabalho deficiente, baseámo-nos nos resultados do relatório operatório dos cirurgiões que afirmavam a lesão do nervo, e no tempo de espera

de 6-12 meses nos casos em que não era dado o estado do nervo laríngeo inferior no intra-operatório. Em **80%** dos casos, a cordotomia foi realizada dentro de 6 a 12 meses na ausência de mobilidade da prega vocal. Esta decisão terapêutica tem sido relatada na literatura, sendo que em 4 pacientes a cordotomia foi realizada na primeira semana, nos quais foi confirmada a secção do nervo recorrente no intra-operatório.

A cordotomia posterior é um compromisso entre a respiração e a fonação, e não está isenta de complicações. A principal complicação foi a hemorragia intra-operatória. A hemostasia foi obtida através da aplicação de xilocaína com nafazolina a 5% na parte cruenta do entalhe. A hemorragia intra-operatória foi registada em **11,1%** dos casos (2).

Após a cirurgia, a terapia da fala foi utilizada em **75%** dos casos.

2. Evolução :

Normalmente, a nasofibroscopia foi realizada em quase todos os pacientes submetidos à cordotomia **(96,3%)**. Um paciente faleceu antes da cordotomia, representando 3,7% da amostra. [ème ème] No período de 3 a 9 meses, observou-se boa mobilidade das pregas vocais em todos os pacientes com comprometimento monoplegico correspondente à taxa de AR transitória. Nos pacientes com diplegia laríngea após cordotomia posterior transversa, observou-se um bom trato glótico, com entalhe em "C" estável em ambas as pregas vocais em **90%** dos casos. [ème] O trato glótico estava reduzido apesar da incisura em **10%** dos casos que apresentavam uma ligeira dispneia inspiratória e disfonia. Após 2 repetições pós-cordotomias transversais nestes 10%, observámos um bom trato glótico em todos os doentes aos 12 meses.

O nosso resultado é comparável ao de **F.I Koné et all** que realizaram uma nasofibroscopia de controlo em todos os seus doentes, tendo sido observada uma boa via aérea glótica em **88,9%** dos casos, e um caso ou **11,1%** apresentou dispneia aos 3 meses. [ème,ème ème ème] Aos 6, 9, 12 e 14 meses, a recuperação foi boa em todos os doentes (2).

CAPÍTULO V

CONCLUSÃO

A AR é a complicação mais temida e clássica da cirurgia da tiroide. Embora possa ser transitória ou permanente, esta complicação tem sido descrita com taxas elevadas desde os primórdios da cirurgia da tiroide e foi responsável por muitas mortes. Ocorre como resultado da lesão do nervo recorrente. A proximidade anatómica do nervo recorrente com a glândula tiroide aumenta o risco de paralisia recorrente. Graças à normalização das técnicas cirúrgicas, o risco foi reduzido, mas persiste. Os factores de risco para esta complicação podem incluir

- Nervo recorrente não-recorrente,
- Nervo ligado à glândula tiroide,
- O nervo está localizado numa malha fibrosa
- A experiência do cirurgião,
- Cancro da tiroide

No Mali, a falta de recursos técnicos constitui uma desvantagem para o tratamento dos doentes. Os testes de diagnóstico adicionais são complexos e não são efectuados habitualmente no Mali. O tratamento desta complicação varia consoante a AR seja unilateral ou bilateral. No intra-operatório, a prevenção envolve uma dissecção cuidadosa, evitando a tração excessiva, e uma escolha criteriosa das técnicas de hemostase e da abordagem ao nervo recorrente. No caso da AR unilateral, o tratamento de primeira linha é a reabilitação, pois o objetivo é restabelecer uma fonação óptima eliminando as falsas vias, enquanto no caso da AR bilateral, a necessidade urgente é restabelecer uma via respiratória suficiente sem causar problemas de deglutição.

RECOMENDAÇÕES
No final do nosso estudo, e com o objetivo de contribuir para melhorar a gestão das afecções ORL, nomeadamente das paralisias recorrentes, recomendamos :
Às autoridades sanitárias:

> Reforçar o sistema de seguro de saúde para reduzir o custo do tratamento das complicações.

> Fornecer aos hospitais o equipamento necessário para estroboscopia e EMG para diagnosticar e gerir a AR.

> Dotar o serviço de ORL de um bloco operatório totalmente equipado e funcional.

> Reforçar o pessoal de ORL através da formação e do recrutamento de mais especialistas em ORL.

> Facilitar e reforçar a formação de médicos especialistas em otorrinolaringologia e cirurgia cervicofacial, tanto médicos como paramédicos, qualificados no Mali, a fim de satisfazer as necessidades em todo o país.

> Facilitar a formação de anestesistas especializados.

> Facilitar a formação de especialistas em terapia da fala e da linguagem.

> Criar um diploma de pós-graduação em cirurgia da tiroide e microcirurgia da laringe.

> Formar todos os intervenientes na cirurgia da tiroide nas diferentes abordagens ao nervo recorrente.
Agentes de saúde:

> Dissecar o nervo recorrente até ao seu ponto de penetração laríngeo.

> Domínio das técnicas de localização do nervo recorrente.

> O cumprimento das recomendações para o tratamento da paralisia recorrente é a única forma de reduzir a sua morbilidade.

> Realização de nasofibroscopia ou LI no pré e pós-operatório

> Organização de cuidados multidisciplinares.
Ao público:

> Todos os casos de nódulos da tiroide devem ser referenciados precocemente.

> Qualquer caso de disfonia ou dispneia laríngea após tiroidectomia deve ser imediatamente comunicado.

> Evitar a auto-medicação.

REFERÊNCIAS

1.   Boukerrous.H, Oussadi. R, La rééducation orthophonique des patients atteints de paralysie récurrentielle unilatérale [Mémoire]. Bejaia: Université Abderrahmane Mira de Bejaia, Faculté des sciences humaines et sociales, Département des sciences sociales, 20192020.89.

2.   Kone F I, e Mohamed A K. Diplegia laríngea pós-tireoidectomia no Mali: que desafio terapêutico? Exp Rhinol Otolaryngol.2017 1(2). ERO.000508: 24-29. DOI: 10.31031/ERO.2017.01.000508.

3.   L. Dbab, L. Adardour, A. Raji, Les paralyses récurrentielles post-thyroïdectomie [Estes]. Marraquexe: Faculdade de Medicina e Farmácia. 2013. 1-3.

4.   As paralisias recorrentes pós-tiroidectomia [Estes]. Marraquexe: Faculdade de Medicina e Farmácia. 2013. 107.

5.   A.-R. Ngo Nyekia, L.-R. Njockb, J. Miloundjac, J.-E. Evehe Vokwelyd, G. Bengonoe . Pontos de referência do nervo laríngeo recorrente durante a tireoidectomia. Anais Europeus de Otorrinolaringologia, Doenças da Cabeça e do Pescoço 2015; 132 :265-269.

6.   Hung-Chun C, Yu-Cheng P, Tuan-Jen, MDR Fatores de Risco para Paralisia de Prega Vocal Unilateral Relacionada à Cirurgia da Tireoide. Laryngoscope.2019; 129 :275-283.

7.   Rosato. L, Avenia. N, Bernante. P, et al. Complicações da cirurgia da tiroide: análise de um estudo multicêntrico de 14.934 pacientes operados em Itália durante 5 anos. World J Surg 2004;28: 271-6.

8.   B. Hammami S. Kallel, N. KolsiI, L. Smaoui, A. Chakroun,I. Charfeddine, A. Ghorbel. Tratamento da diplegia laríngea no encerramento: contribuição do laser. J. tun ORL. 2011. 26: 37-40.

9.   SISSOKO. T. TIROIDECTOMIA: BALANÇO DE 5 ANOS DE ACTIVIDADE NO DEPARTAMENTO
D'ORL ET CCF DU CHU GABRIEL TOURE [Tese de doutoramento em medicina]. Bamako: Faculté de Médecine et d'Odonto-stomatologie; 2018- 2019. 1-115.

10. MEYER. R, STIEN. R. RISQUE VOCAL APRES CHIRURGIE THYROÏDIENNE : PREVENTION ET PRISE EN CHARGE [Dissertação]. Nice: Institut universitaire de la face et du cou; 2020. 1-43.

11. BOUCHET A., GUILLERET J. A laringe. In Bouchet A., Guilleret J. Anatomie topographique et fonctionnelle : le cou - Villeurbanne, SIMEP 1971: 71 - 94.

12. GUERRIER B., BARAZER M. Anatomia descritiva, endoscópica e radiológica da laringe. Encicl. Méd-Chir (Editions Scientifiques et Médicales Elsevier SAS Paris), Oto-rhino-laryngologie, 20-630- A-10,1992: 20.

13. BASTIAN D. A laringe e a traqueia cervical. In Chevrel J.P. Anatomie clinique : tête et cou - Paris : Springer-verlag 1996 : 341 - 363.

14. CHevalier. D , Dubrulle. F, Vilette. B. Anatomia descritiva, endoscópica e radiológica da laringe. EMC ORL. Paris : ELSEVIER ; 2001.13 [20- 630 - A - 10].

15. BRUGERE J., SCHWAAB G. Carcinomas de células escamosas: unidade e diversidade. In: Brugère Cancers des voies aéro-digestives supérieures. 1ª ed. Paris: Flammarion Médecine- Science; 1987:64-8.

16. BEAUVILLAIN De MONTREUIL C. Tumores malignos da laringe. Rev Prat. 1993; 43 (5) : 631 - 6.

17. EL ANSAR. S. Les cordectomies [Tese em medicina]. Marraquexe: UNIVERSITE CADI AYYAD FACULTE DE MEDECINE ET DE PHARMACIE MARRAKECH; 2021. 1-103.

18. LEHMANN W., PIDOUX J.M. e WIDMANN J.J. A laringe. Microlaringoscopia e Histopatologia. Iharzam Medical, 1978.

19. N.Matar, Remacle.M. Fonocirurgia de tumores benignos das cordas vocais. EMC ORL. Paris: ELSEVIER 2018Techniques chirurgicales-Tête et cou. 16.

20. Página. C, Peltier, Strunski. V, Foulon. P, Havet. E et all. Variação anatómica do nervo

laríngeo inferior: aplicação à cirurgia da tiroide. Literatura Científica em Saúde. 2004 ; 88(281) : 72-72.

21. Kandil. E, Abdelghani. S, Friedlander. P, Alrasheedi. S, Tufano. RP, Bellows. CF, Slakey. D Ramificação motora e sensorial do nervo laríngeo recorrente na cirurgia da tiroide. Surgery. 2011; 150(6) :1222-7. doi: 10.1016/j.surg.2011.09.002.

22. Zirari. W. Complicações da cirurgia da tiroide [Tese em medicina]. Marraquexe: UNIVERSITE CADI AYYAD FACULTE DE MEDECINE ET DE PHARMACIE MARRAKE; 2010.1-179.

23. Jatzko GR, Lisborg PH, Muller MG, Wette VM. Paralisia do nervo recorrente após operações da tiroide: identificação do nervo principal e uma revisão da literatura. Surgery. 1994;115:139- 144.

24. Butskiy O, Chang BA, Luu K, McKenzie RM, Anderson DW. A systematic approach to the recurrent laryngeal nerve dissection at the cricothyroid junction (Uma abordagem sistemática para a dissecção do nervo laríngeo recorrente na junção cricotireóidea). J Otolaryngol Head Neck Surg. 2018; 47-57.

25. Périé S, Aït-Mansour A, Devos M, Sonji G, Baujat B, St Guily JL. Valor da monitorização do nervo laríngeo recorrente na estratégia operatória durante a tiroidectomia total e paratiroidectomia. Eur Ann Otorhinolaryngol Head Neck Dis. 2013 ;130(3) :131-6.

26. Page C, Cuvelier P, Biet A, Strunski V. Valor da neuromonitorização intra-operatória do nervo laríngeo recorrente na tiroidectomia total para bócio benigno. The Journal of Laryngology & Otology. 2015 ;129(06) : 553-557.

27. Klopp-Dutote N, Biet-Hornstein A, Guillaume-Souaid G, Strunski V, Page C. Neuromonitorização intra-operatória do nervo vago durante a tiroidectomia. Um estudo prospetivo. Clinical Otolaryngology. 2016;41(5): 454-460;

28. Pardal-Refoyo JL, Ochoa-Sangrador C. Lesão bilateral do nervo laríngeo recorrente na tiroidectomia total com ou sem neuromonitorização intra-operatória. Revisão sistemática e meta-análise. Ata OtorrinolaringolEsp. 2016;67:66-7.

29. Al-Qurayshi Z, Kandil E, Randolph GW. Cost-effectiveness of intraoperative nerve monitoring in avoidance of bilateral recurrent laryngeal nerve injury in patients undergoing total thyroidectomy. Br J Surg. 2017;104:1523-1531.

30. Remacle M., Lawson G. Laryngeal paralysis. EMC (Elsevier SAS, Paris), Otorrinolaringologia, 20-675-A-10, 2006.

31. Sanogo. Indicações e complicações da laringectomia total no serviço ORL e CCF do CHU Gabriel Touré [Tese]. Bamako: Faculté de médecine et d'odontostomatologie de Bamako; 2021-2022. 1-118.

32. S. Hans, E. de Monès, E. Behm, O. Laccourreye, D. Brasnu . Como realizar a nasofibroscopia laríngea em adultos? Ann Otolaryngol Chir Cervicofac, 2006; 123, 1, 41-45 © Masson, Paris, 2006.

33. Seddon. H. Surgical disorders of the peripheral nerves second ed. (Distúrbios cirúrgicos dos nervos periféricos). Edimburgo: Churchill Livingston. 1975: 332.

34. Sunderland.S. Nervos e lesões nervosas. BJS ; 1969.56 :401-401.

35. Chang Hwan Ryu, Seung Jin Lee, Jae-Gu Cho et al. Cuidados e gestão das alterações da voz na cirurgia da tiroide: Diretriz da prática clínica da Sociedade Coreana de Laringologia, Foniatria e Logopedia. Clinical and Experimental Otorhinolaryngology .2022; 15, (1): 24-48.

36. Lee. JS, Kim. JP, Ryu. JS, Woo. SH. Efeito da massagem da ferida no desconforto do pescoço e alterações da voz após tireoidectomia.ELSEVER.Surgery .2018;164(5):965-71.

37. Stachler. RJ, Francis .DO, Schwartz. SR, Damask .CC, Digoy .GP, Krouse .HJ et al. Diretriz de prática clínica: rouquidão (disfonia) (atualização). Academia Americana de Otorrinolaringologia - Cirurgia de Cabeça e Pescoço.2018;158(3): 409-426.

38. Guzman. M, Castro .C, Madrid. S, Olavarria. C, Leiva. M, Munoz. D et al. Medições da pressão do ar e do quociente de contacto durante diferentes posturas semioclusivas em indivíduos com diferentes condições de voz.J de voz. 2016 ;30(6) : 759.e1-759.e10.

39. Gabet.C, Spriet.M. Análise fonoaudiológica objetiva e subjectiva das perturbações vocais após cirurgia da tiroide [Dissertação]. Amiens (França): Université de Picardie Jules Verne; 2021. 1-98.

40. ARNOUX-SINDT. B, BEUTTER. P, CHEVALIER. D, ORL, DEBRY. C, FUGAIN. C, GIOVANNI. A et al. Paralisia recorrente de Adute. Recomendação para a prática clínica. SFORL.2022; 1- 11.

41. Remacle.M, Paralisia laríngea, EMC ORL. Paris: ELMESIER; 2006.35(3): 1-20.

42. Chang Hwan Ryu,Tack-Kyun Kwon ·Heejin Kim ,Han Su Kim4 Jl-Seok Park, Joo Hyun Woo. Diretrizes para a gestão da paralisia unilateral das pregas vocais da Sociedade Coreana de Laringologia, Foniatria e Logopedia. Otorrinolaringologia Clínica e Experimental. 2020; 13(4): 340-360.

43. Misron.K, Balasubramanian. A, Irfan.M, Nik F.H.N, Hassan. Paralisia bilateral das cordas vocais pós tireoidectomia: lições aprendidas [online]. BMJ.2014 (março de 2022). 1-3. Disponível em doi:10.1136/bcr-2013-201033.

44. TEFALI. A. Morbilidade da cirurgia da tiroide [Tese de doutoramento em medicina]. Tlemcen: UNIVERSITE ABOU BEKR BELKAÎD FACULTE DE MEDECINE DR. B. BENZERDJEB - TLEMCEN; 2017-2018. 1-140.

45. N. Christou, M. Mathonnet, Quais são as complicações após a tiroidectomia total? Journal of Visceral Surgery (2013)   150,   276-284, Disponível online em www.sciencedirect.com.

46. Richer SL, Randolph GW. Gestão do nervo laríngeo recorrente na cirurgia da tiroide. Op Tech Otolaryngol 2009 ;20:29-34.

47. DM. Hartl , JP.Travagli , S.Leboulleux , E.Baudin , DF.Brasnu , M.Schlumberger . Conceitos actuais no tratamento da paralisia unilateral do nervo laríngeo recorrente após cirurgia da tiroide.N. J Clin Endocrinol Metab.2005 ;90 :3084-8.

48. Sancho.JJ. Factores de risco para paralisia transitória das cordas vocais após tiroidectomia. Br J Surg 2008;95:961-7.

49. Conessa. CL, SISSOKHO.B, FAYE.M. Les complications de la chirurgie thyroïdienne A L'hopital principal de Dakar A Propos de 155 Interventions. Médecine d'Afrique Noire. 2000 ; 47(3) : 158-160.

50. J.-P. Jeannon, A. A. Orabi, G. A. Bruch, H. A. Abdalsalam, R. Simo. Diagnóstico de paralisia do nervo laríngeo recorrente após tireoidectomia: uma revisão sistemática. Compilação de revistas 2009 Blackwell Publishing Ltd Int J Clin Pract. 2009; 63(4): 624-629.

51. Ouédraogo B.P et al. Bócio em ORL: aspectos epidemiológicos, diagnósticos e terapêuticos. La revue africaine d'ORL et de chirurgie cervico-faciale 2016; (16) :1-5.

52. Konaté M Etude des goitres bénins dans le service de chirurgie générale et pédiatrique du CHU Gabriel Touré de Bamako à propos de 112 cas. [Tese]. Mali: FMOS; 2007. 1-109.

53. Renata. MI, Jos. VT a, Sérgio .AR, Elaine. LMT, Regina. HGM. Alterações laríngeas e vocais após tireoidectomia. Revista Brasileira de Otorrinolaringologia. 2019 ;85(1) :3-10.

54. Baldé. D, Zounon A.D.S, Ndiaye. C, Adjibabi. W, Yehouessi. B. V. Cirurgia da tiroide no departamento de otorrinolaringologia do Hospital Regional Heinrich Lübké em Diourbel: revisão de 60 meses. A revista de medicina e ciências médicas.2020; 22(4): 1-5.

55. Mok. VM, Oltmann. SC, Chen. H, Sippel. RS, Schneider. DF. Identificação de preditores de uma tireoidectomia difícil. Journal of Surgical Research. 2014;190:157-63.

56. A. Biet, R. Zaatar, V. Strunski, C. Page. Complicações pós-operatórias na tireoidectomia total para a doença de Graves: comparação com a cirurgia para bócios não-basedowianos. 2009 Elsevier Masson SAS. Disponível online em www.sciencedirect.com.

57. ROULET M. La maladie de Basedow : Facteur de risque de complications de la thyroïdectomie totale [Thèse Médecine]. angers (France) : Faculté de santé. Université d'Angers; 2019.1-25.

58. Serpell. JW, Yeung. MJ, Grodski. S. As fibras motoras do nervo laríngeo recorrente estão localizadas no ramo extralaríngeo anterior. Ann Surg 2009;249:648-52.

59. Thomas K Chung, MD1, Eben L Rosenthal, MD, FACS1, John R Porterfield, MD, FACS2, William R Carroll, MD, FACS1, Joshua Richman, MD, PhD2, e Mary T Hawn, MD, FACS21. Examining National Outcomes after Thyroidectomy with Nerve Monitorin (Examinando os Resultados Nacionais após Tireoidectomia com Monitorização do Nervo). J Am Coll Surg. 2014 ; 219(4) : 765-770g.

APÊNDICES

Ficha de dados de segurança do material
Nome: Coulibaly
Nome próprio: Assitan kolé
Contacto: +22376164166
Correio eletrónico: assitankolec@gmail.com
Título : Aspectos epidemiológicos, diagnósticos e terapêuticos da paralisia recorrente pós-tiroidectomia.
Ano académico: 2022-2023
Cidade de defesa: Bamako
País de origem: Mali
Setor de interesse: ENT-CCF
Local: Faculdade de Medicina e Odontostomatologia (FMOS)
RESUMO :
Introdução: A paralisia recorrente é a disfunção de um ou ambos os nervos laríngeos inferiores, resultando mais frequentemente em paralisia dos músculos intrínsecos da laringe que são inervados pelos nervos laríngeos inferiores. A paralisia recorrente pós-tiroidectomia (PR) é a complicação mais frequente e mais temida.
O objetivo do nosso estudo foi descrever os aspectos epidemiológicos, diagnósticos e terapêuticos da paralisia recorrente pós-tiroidectomia.
Métodos: Trata-se de um estudo observacional, descritivo e retrospetivo de janeiro de 2020 a janeiro de 2023.
O nosso estudo incluiu doentes que nos tinham consultado por disfonia ou dispneia após tiroidectomia, ou que nos tinham consultado por outros sintomas laríngeos após tiroidectomia, e cujo resultado da nasofibroscopia ou da laringoscopia de suspensão indicava imobilidade de uma ou mais cordas vocais.
Resultados: Foram recolhidos um total de 27 casos. A idade média dos nossos doentes foi de 46,18 anos. A faixa etária mais comum foi de 41 a 55 anos. O sexo feminino predominou em 96% dos casos. Os achados anatomopatológicos não revelaram sinais de malignidade em todos os pacientes. A doença de Basedow foi a principal indicação cirúrgica em 51,9% dos doentes, seguida do bócio multinodular em 40,7%. A tiroidectomia total foi efectuada em 74,1% dos doentes. Não dispúnhamos de informação sobre a dissecção de nervos em 63% dos casos. A dispneia inspiratória e a disfonia estiveram associadas em 81,5% dos casos. A diplegia laríngea foi responsável por 77,8% e a monoplegia por 22,2%. A AR foi transitória em 22,2% e permanente em 77,8%, com uma taxa de mortalidade de 3,7%. O tratamento médico foi utilizado em 100% dos casos, a terapia fonoaudiológica em 77,8% e a cordotomia posterior transversa em 95,2%.
Conclusão: No Mali, as instalações técnicas inadequadas constituem uma desvantagem para os cuidados dos doentes. Os exames complementares de diagnóstico são complexos e não são efectuados com frequência no Mali. O tratamento desta complicação varia consoante a AR seja unilateral ou bilateral.
Palavras-chave: tireoidectomia, nervo recorrente, paralisia recorrente,

nasofibroscopia, cordotomia transversa posterior, CCF-ORL.

RESUMO :

Antecedentes: A paralisia recorrente é a disfunção de um ou de ambos os nervos laríngeos inferiores, resultando mais frequentemente na paralisia dos músculos intrínsecos da laringe que são inervados pelos nervos laríngeos inferiores. A paralisia recorrente pós-tiroidectomia (PR) é a complicação mais comum e mais temida.

O objetivo do nosso estudo foi descrever os aspectos epidemiológicos, diagnósticos e terapêuticos da paralisia recorrente pós-tiroidectomia.

Material e Métodos: Trata-se de um estudo observacional, descritivo e retrospetivo, que decorreu entre janeiro de 2020 e janeiro de 2023.

Foram incluídos no nosso estudo os doentes que consultaram por disfonia ou dispneia após tiroidectomia; que consultaram por outros sintomas laríngeos após tiroidectomia e cujo resultado da nasofibroscopia ou laringoscopia de suspensão concluiu pela imobilidade de uma ou mais cordas vocais.

Resultados: No total, recolhemos 27 casos. A idade média dos nossos doentes era de 46,18 anos. O grupo etário mais representado foi o dos 41 aos 55 anos. Verificámos uma predominância do sexo feminino em 96% dos casos. O resultado anatomo-patológico não encontrou sinais de malignidade em todos os pacientes. A doença de Graves foi a principal indicação cirúrgica em 51,9%, seguida do bócio multinodular em 40,7%. A tireoidectomia total foi realizada em 74,1%. Não dispúnhamos de informação sobre a dissecção do nervo em 63%. A dispneia inspiratória e a disfonia estiveram associadas em 81,5%. A diplegia laríngea foi responsável por 77,8% e a monoplegia por 22,2%. A RP foi transitória em 22,2% e permanente em 77,8%, com uma taxa de mortalidade de 3,7%. Foi efectuado tratamento médico em 100% dos casos, terapia da fala em 77,8% e cordotomia transversal posterior em 95,2%.

Conclusão : No Mali, a insuficiência da plataforma técnica constitui uma desvantagem no tratamento dos pacientes. Os exames complementares de diagnóstico são complexos e não são prática corrente no Mali. O tratamento desta complicação varia consoante se trate de AR unilateral ou bilateral.

Palavras-chave: tireoidectomia, nervo recorrente, paralisia recorrente, nasofibroscopia, cordotomia posterior, ORL-CCF.

<u>FICHA DE FACTOS :</u>
<u>Aspectos epidemiológicos, diagnósticos e terapêuticos da paralisia recorrente pós-tiroidectomia</u>.
Ficheiro nº.
Data da amostragem
1-IDENTIFICAÇÃO
Apelido e nome próprio   Sexo
Idade (anos)   Endereço: Tel
------------ - - - ------. Profissão :
2- ANTECEDENTES E ESTILO DE VIDA :
-Médicos: -Diabetes: não /...... / sim /...... / -HTA: não /...... / sim/...... / -Asma: não /...... / sim /...... / -Doença das células falciformes: não /...... / sim /...... / -Patologia da laringe: não /...... / sim /...... / which .... -HIV : não /...... / sim /...... / -Cirúrgico: - Cirurgia ORL: não /...... / sim /...... / which .... -Outra cirurgia: não /...... / sim /...... / which .... -Álcool: não /...... / sim /...... / -Fumar: não /...... / sim /...... /

MÉTODO DE 3-RECRUTAMENTO :
Emergência /   /Caixa de consulta /   /   consultar
/   /
4 EXAME GERAL DO PACIENTE :
Estado geral do doente de acordo com a OMS: Consciência :
Coloração conjuntivo-palmo-plantar :
PA :   T° :   Pulso: IMO :
FR :
5- EXAME FÍSICO ORAL :
1-Exame da cavidade oral e da orofaringe
    2-Teste de   pele e rosto :
3-Otoscopia :
4-Rinoscopia :
5-Exame dos gânglios linfáticos :
6-ANATOMIA PRÉ-OPERATÓRIA DA LARINGE :
-Sinais funcionais: Ausente /...... / Dispneia laríngea /...... / Disfonia /...... / Problemas de deglutição /...... / Outros:.................... -Duração dos sintomas: .... -Nasofibroscopia: não efectuada /...... / Morfologia faringo-laríngea:
....
....
7-CARACTERÍSTICAS DA DOENÇA
OPERADO À TIRÓIDE :
Bócio modular /...... / Bócio difuso /...... / Hipotiroidismo /...... / Hipertiroidismo /...... / Bócio compressivo /...... / Bócio em depressão /...... /

Diagnóstico histopatológico definitivo (malignidade)
....
REMOÇÃO 8-CIRÚRGICA :

- O cirurgião: Cirurgião otorrinolaringologista /...... / Outros cirurgiões :............
- Intubação: fácil /...... / difícil /...... / desconhecido /...... / - Procedimento
operatório: -Tiroidectomia total /...... / -Lobo-isthmectomia: direita /...... /
esquerda /...... / -Drenagem de nódulos: não /...... / direita /...... / esquerda /...... /
Bilateral /...... / Tipo :.........................
-Dissecção do nervo recorrente: não /...... / sim /...... / neuroestimulação /...... /
lesão do nervo /......../ desconhecido/...... /

9- PÓS-OPERAÇÃO :

Simples /...... / hematoma /...... / superinfeção /...... / Hipoparatiroidismo /...... /
reanimação /...... / -Dispneia: inspiratória /...... / expiratória /...... / Estadiamento
da dispneia segundo Chevalier Jackson e Pineau: ....
Tempo para o início após a cirurgia: .... -Disfonia: Voz rouca /...... /
bitonal /...... / fatigável /...... / Tempo para o início: .... -Distúrbio
de deglutinação: Tipo: ....
Tempo até ao início da doença:.............................. -Duração do internamento
hospitalar:........................
- **Nasofibroscopia**: -Corda vocal direita: Mobilidade normal /...... / Imóvel/...... /
Hipocinesia /...... / Posição: mediana /...... / paramediana /...... / intermédia /...... /
abdução /...... / Tom: normal /...... / hipotonia /...... / -Corda vocal esquerda:
Mobilidade normal /...... / Imóvel /...... / Hipocinesia /...... / Posição: mediana
/...... / paramediana /...... / intermédia /...... / abdução /...... / Tónus: normal /...... /
hipotonia /...... / -Titenoideia direita: Posição: normal /...... / anormal /...... /
Mobilidade na tosse: móvel /...... / fixa /...... / -Atenóide esquerda: Posição:
normal /...... / anormal /...... / Mobilidade na tosse: móvel /...... / fixa /...... / -
Diplegia laríngea /...... /

10- GESTÃO DA PARALISIA
RECURSO :

1- Médico: -Corticoide: injetável /...... / VO /...... / aerossol /...... / -ATB:
injetável /...... / VO /...... / 2-Cirúrgico: Traqueotomia /...... / cordotomia
posterior /...... / Data da operação:.............................. 3- Reabilitação da fala

-Prazo de conclusão:...................... -Número de sessões:.......................

11-EVOLUÇÃO :
-AOS 3 MESES :

Manifestações clínicas: sem /...... / dispneia /...... / disfonia /...... / disfagia /...... /
tosse /...... / No seguimento da nasofibroscopia:
....
....
....
- AOS 6 MESES :

Manifestações clínicas: sem /...... / dispneia /...... / disfonia /...... / disfagia /...... /
tosse /...... / No seguimento da nasofibroscopia:
....
....

....
-AOS 9 MESES :
Manifestações clínicas: sem /...... / dispneia /...... / disfonia /...... / disfagia /...... /
tosse /...... / No seguimento da nasofibroscopia:
....
....
....
- 12 MESES :
Manifestações clínicas: sem /...... / dispneia /...... / disfonia /...... / disfagia /...... /
tosse /...... / No seguimento da nasofibroscopia:
....
....
....
Revisão da cordotomia transversal posterior: não /...... / número de
vezes.........................

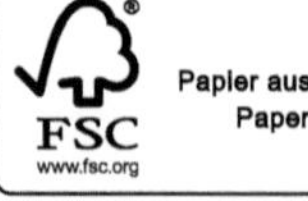

MIX
Papier aus verantwortungsvollen Quellen
Paper from responsible sources
FSC® C105338

Printed by Books on Demand GmbH, Norderstedt / Germany